Le délire

Du symptôme psychiatrique

aux discours lacaniens

Enjeux cliniques

Études Psychanalytiques

Collection dirigée par Alain Brun et Joël Bernat

La collection *Études Psychanalytiques* veut proposer un pas de côté et non de plus, en invitant tous ceux que la praxis (théorie et pratique) pousse à écrire, ce, « hors chapelle », « hors école », dans la psychanalyse.

Dernières parutions

Jean-Paul MATOT, *Le Soi-disséminé*, 2020.
Christiane SCHAFFNER, *Fertilité de la psychanalyse contemporaine, Entretiens avec Sylvie Faure-Pragier*, 2020.
Liliane FAINSILBER, *Des poètes, des mystiques et des psychanalystes, essai sur l'écriture*, 2020.
Bernard ROBINSON, *La transmission clinique*, 2019.
Jean-Paul MATOT, *L'homme décontenancé. De l'urgence d'étendre la psychanalyse*, 2019.
Cléopâtre ATHANASSIOU-POPESCO, *Étude du noyau narcissique primaire en psychanalyse d'enfant*, 2019.
Jeanne DEFONTAINE, *Dérives perverses dans le couple et blessures d'enfance*, 2019.
Françoise PEYPOUDAT, *Regards psychanalytiques sur la formulette de tradition orale, Les enjeux de la transmission,* 2019.
Nafissa BOUKERCHE-DELMOTTE, *Clinique et politique de la douleur*, 2019.
Cléopâtre ATHANASSIOU-POPESCO, *L'organisation du moi, À propos du parasitisme,* 2019.
Julien MAUCADE, *La radicalisation ou La résurrection du père par le fanatisme*, 2018.
Jean-Tristan RICHARD, *Handicaps, institutions et psychanalyse*, 2018.
Béatrice BÉRARD, Lydie CAMUS, Laurent KOELBLEN, Marie-Sarah NÉJADI, Dorit PERL, Christine ZIMAMOU-PRIGENT, *Perversion – Variations sur un thème*, 2018.
Catherine COMBASE, *Histoire de Psyfa – Psychanalyse et famille*, 2018.

Jean-Louis Feys

Le délire

Du symptôme psychiatrique

aux discours lacaniens

Enjeux cliniques

L'Harmattan

Du même auteur :

Feys J-L., *L'anthropopsychiatrie de Jacques Schotte. Une introduction,* Paris : Éditions Hermann, 2009.

Feys J.-L., Quel système pour quelle psychiatrie ?, Paris: *Presse Universitaire de France*, Coll. Souffrance et théorie, 2014.

5-7, rue de l'École-Polytechnique – 75005 Paris
www.editions-harmattan.fr
ISBN : 978-2-343-20392-8
EAN : 9782343203928

Remerciements

Mes remerciements vont d'abord à Christian Fierens. Son soutien a été fondamental et ses travaux sont la source d'inspiration principale de cet ouvrage. Je remercie aussi tous mes collègues pour leurs encouragements et leurs remarques pertinentes sur le texte : Frantz Bayard, Isabelle Duchateaux, Pauline Monhonval, Cristian Petcu, Tiffany Roulet, Frédérique Van Leuven, Florence Van Nieuwenhove, Catherine Wauthier. Olivier Legré et Francis Martens ont également lu attentivement le texte pour m'adresser de judicieuses remarques.

Merci aussi à Amandine Melan d'avoir corrigé et retravaillé la forme du texte.

Mes remerciements vont enfin à mes parents, mon épouse Soulef et à mes enfants Corentin, Nathan, Yanis et Lilya pour leur soutien et amour.

Introduction

« De tout temps, le délire a été considéré comme le phénomène fondamental de la folie et 'délirant' et 'malade mental' comme identiques. Ce qu'est le délire, c'est en effet une question fondamentale de la psychopathologie. » [1] L'objet primordial de la psychiatrie est la folie et la propriété principale de la folie est le délire. Le délire contient la folie, il est au centre de la folie et donc au centre de la psychiatrie. Mais sa définition a toujours été problématique : « il en est du délire comme de la lumière, il est souvent plus aisé de le reconnaître que de le définir », écrivait Falret en 1839. [2] Reconnaître le délire semble facile mais dépend toutefois d'un savoir intuitif ; dès qu'on interroge les fondements de ce concept, cette notion se révèle très complexe, voire impossible à définir de manière précise.

Ces difficultés sont omniprésentes dans la clinique d'une équipe soignante. La mention du délire s'accompagne toujours de nombreux questionnements et interrogations lors des réunions : est-on certain qu'il s'agit d'un délire et pas de la réalité ? Est-ce un vrai délire ou une simple croyance ? Est- ce un délire ou une jalousie excessive ? Si le patient ne parle plus de son délire, peut-on être certain qu'il ait vraiment disparu ?

Le délire peut par ailleurs avoir un aspect clinique très hétérogène : il peut prendre la forme d'une construction imaginaire cohérente en soi, avec une logique propre mais en même temps très différente de la réalité vécue comme commune par les soignants ; mais il peut aussi se présenter à

---

[1] TATOSSIAN (A.), *La phénoménologie des psychoses*, Puteaux : Le Cercle Herméneutique, Collection Phénon,2002, p. 151.

[2] BREMAUD (N.), « Un historique des définitions du délire psychotique » in *Évolution psychiatrique*, 2014, 79 (2), p. 182.

travers des propos déstructurés et incohérents, totalement incompréhensibles. Est-il dès lors possible de le définir ? Et si oui, à partir de quels critères ? Ceux de la logique et de la cohérence ? Ceux de la réalité et de la vérité ? Mais quelle réalité et quelle vérité ? Ces concepts ne sont-ils pas eux-mêmes indéfinissables ? Ou doit-on plutôt définir le délire à partir d'un manque de logique, d'une incohérence au sein des propos ?

Aussi, le délire est-il une croyance ou simplement une pensée ? S'il est une pensée, comment cette dernière s'articule-t-elle avec le langage ? La pensée est-elle d'abord intérieure avant d'être extériorisée dans une parole adressée à un autre ? Ou, au contraire, est-elle d'emblée discours adressé à l'autre ? Une pensée non délirante est-elle toujours logique et cohérente ? Est-il seulement possible de différencier une pensée dite normale d'une pensée dite délirante ?

L'ambition de cet ouvrage est d'aborder toutes ces questions. Dans la première partie, nous rappellerons comment la psychiatrie classique et plus contemporaine (la psychiatrie dite « de réhabilitation »), la psychanalyse traditionnelle et la phénoménologie conçoivent le délire. Ces courants, certes de manières différentes, partagent le point de vue d'une définition du délire à partir d'une réalité ou de croyances considérées comme communes. La définition du délire y est renvoyée systématiquement à la réalité ou à la vérité sans que ces notions ne soient elles-mêmes définies. Le diagnostic de folie / psychose / schizophrénie s'appuie sur un délire défini comme une erreur de la pensée, une fausse croyance, un jugement erroné. Nous évoquerons aussi les différentes conséquences thérapeutiques qui découlent de cette position.

La deuxième partie de cet ouvrage nous mènera aux mathèmes lacaniens des discours. Cette construction des discours lacaniens va nous permettre d'aborder le délire d'une manière radicalement différente et de déconstruire, en quelque sorte, la notion même de délire. Cette remise en question n'est pas sans répercussions pour les repères nosographiques classiques, qu'ils soient psychiatriques (les maladies mentales) ou psychanalytiques (les structures psychiques). Si, ainsi que nous allons le défendre, une pensée dite délirante ne se différencie pas qualitativement d'une pensée dite normale, ce sont les cadres diagnostiques traditionnels qui s'effondrent. Ce changement de point de vue modifie aussi radicalement l'approche clinique et thérapeutique des délires.

Une telle déconstruction du délire et les hypothèses défendues dans cet ouvrage ne sont nullement antipsychiatriques. Les phénomènes psychiatriques existent, il faut les prendre en charge et les soigner, par la contrainte si nécessaire. Certaines pensées peuvent être pathologiques, c'est-à-dire sources de souffrance ou d'altération du lien social. La question est de savoir sous quel angle nous voulons aborder ces phénomènes psychiatriques et à partir de quel point de vue : celui qui a priori considère qu'il y a une différence nette entre la maladie mentale et la santé mentale, entre la névrose et la psychose, ou celui qui estime que, pour vouloir soigner les délires et hallucinations, il est nécessaire de réfléchir au préalable à ce que sont la pensée, le langage, le discours et qu'il est préférable de considérer la pensée dite délirante non pas comme une fausse pensée mais bien plutôt comme une pensée figée qu'il s'agirait de remettre en mouvement.

I. Le délire comme symptôme

A. Le délire comme symptôme psychiatrique d'une maladie mentale

Que de tout temps le délire ait été considéré comme le phénomène central de la folie, tel que l'a affirmé Jaspers, n'est historiquement pas tout-à-fait correct. Michel **Foucault** nous rappelle dans son *Histoire de la folie à l'âge classique*[1] que le délire n'a pas toujours défini la folie. À l'époque hippocratique, l'approche de la folie était basée sur la théorie qualitative de l'humeur. Il n'y avait pas de problèmes de dichotomie entre les maladies de l'âme et les maladies du corps : toutes les maladies étaient des maladies physiques, toutes avaient une explication physiologique et relevaient de traitements somatiques.[2] Mais si toutes les maladies étaient des maladies somatiques, certaines d'entre elles étaient très particulières puisqu'elles avaient des effets considérables sur l'état de l'âme, de l'esprit et du caractère et donc sur le comportement. Le cerveau sous l'effet des

---

[1] FOUCAULT (M.), *Histoire de la folie à l'âge classique*, Paris : Gallimard, 1972.

[2] « Il y a une différence de nature entre les techniques qui consistent à modifier les qualités communes au corps et à l'âme, et celles qui consistent à investir la folie par le discours. Dans un cas, il s'agit d'une technique des métaphores, au niveau d'une maladie qui est altération de la nature ; de l'autre, il s'agit d'une technique du langage, au niveau d'une folie perçue comme débat de la raison avec elle-même (…) Il a toujours existé, au cours de l'âge classique, une juxtaposition de deux univers techniques dans les thérapeutiques de la folie. L'un, qui repose sur une mécanique implicite des qualités, et qui s'adresse à la folie en tant qu'elle est essentiellement passion, c'est-à-dire en tant qu'elle est un certain mixte appartenant au corps et à l'âme à la fois ; l'autre qui repose sur un mouvement discursif de la raison raisonnant avec elle-même, et qui s'adresse à la folie en tant qu'elle est erreur, en tant qu'elle est délire.(…) C'est la dualité, l'opposition presque, dans la médecine de la folie, des méthodes de suppression de la maladie, et des formes d'investissement de la déraison. » FOUCAULT (M.), *Op. cit.*, pp. 347-348.

différentes humeurs pouvait ainsi devenir le lieu d'expression de différentes entités nosologiques. La folie était classifiée parmi des affections corporelles en tant que maladie du cerveau. Il n'existait pas de place non plus, dans la configuration de la médecine au XVIème siècle, pour des disciplines telles que la psychologie ou la psychiatrie. La métaphore agricole du *delirare* (littéralement : « sortir du sillon ») souligne l'aspect comportemental de celui qui ne marche plus dans le rang de la collectivité, qui s'écarte de la norme sociale. La folie est à cette époque *insania* ou *furor* ; si *insania* désignait plutôt la perte de l'esprit, le comportement de l'insensé, *furor* désignait aussi bien le délire de l'oracle, la passion furieuse, que la fureur guerrière. Ce terme mettait plus l'accent sur le comportement inadéquat du « fou furieux » que sur des pensées illogiques ou incohérentes. Jusqu'au XVIIIème, la folie sera ainsi autant *furor* qu'*insania*. La folie comme fureur ou passion est la conception qui a précédé la médicalisation de la folie et qui est restée présente au moment de la naissance de la psychiatrie française, au début du XIXème siècle.

Alors que pendant la Renaissance, la folie pouvait encore contenir une certaine sagesse et une vision satirique de la nature humaine, avec l'apparition du rationalisme des Lumières à l'âge classique, cette vision alternative, cette critique de la raison conventionnelle disparaît et la folie désormais va se définir comme déraison, comme un échec à raisonner et à percevoir correctement la réalité. Le nouveau dogme de la conception rationalisante devient le réalisme : il n'y a qu'une seule réalité sur laquelle tout le monde doit s'accorder et, dorénavant, la folie sera considérée comme une erreur de la perception, de la représentation ou de la description de cette réalité.

1. Le délire comme fausse croyance

Dès l'apparition de la psychiatrie, la définition médicale du délire est la suivante : une erreur par rapport à une réalité commune ou à une vérité partagée par tous. La présence ou l'absence de la capacité à l'épreuve de la réalité sera le critère de démarcation entre folie et non folie, entre psychose et non psychose, et plus tard entre psychose et névrose. Pour poser le diagnostic différentiel, il suffit dès lors de répondre à une question : y a-t-il un déficit de réalité ? « Sont psychotiques ceux qui échouent à distinguer adéquatement entre le réel et l'imaginaire du fait qu'ils traitent le monde imaginaire comme réel. »[1] La réalité est considérée comme extérieure et commune à tous sauf aux psychotiques.

Les aliénistes du XIXème, dans la foulée des Lumières, s'appuient sur ces notions pour établir une définition selon laquelle le délire s'opposerait à la raison fondée sur le partage d'une réalité commune. Le délire s'opposant à la réalité, le rapport du sujet délirant à la réalité est dès lors déficient. On retrouve cette représentation du délire chez quasiment tous les auteurs,[2] du XIXème siècle jusqu'à l'époque actuelle : chez **Pinel** (« lorsque les sensations ne sont pas en rapports avec les objets extérieurs »), **Foderé** (« altération des sens et, par conséquent, des sensations »), **Georget** (« lésions de l'entendement »), **Falret** (« pas de conscience des égarements dans lesquels sont tombés les sens et la raison »), **Baillarger** (« lésion de l'entendement et perte de conscience de ce trouble »), **Moreau de Tours** (« fiction étrangère à la réalité, une altération du système de la réalité »), **Simon** (« idées absurdes construites du dedans par l'émotion et non par des perceptions du monde extérieur »), **Sérieux** et **Capgras** (« raisonnement faux »), **Hesnard** (« idées insuffisamment ou pas du tout conformes à la réalité »), **Ey** (« altération et

---

[1] SASS (L. A.), *Les paradoxes du délire*, Paris : Les Éditions d'Ithaque, 1994, p. 19.

[2] BREMAUD (N.)., *Op. cit.*

refus de la réalité »), **Bernard** (« altération du lien de réalité de l'individu avec son monde »), **Minkowski** (« perte du contact vital avec la réalité »), **Jaspers** (« jugements faussés »), etc.

Chacun de ces auteurs va apporter des nuances à la définition et la développer ou la compléter par des apports personnels mais, globalement, la notion d'erreur de jugement vis-à-vis d'une réalité extérieure se retrouve tout au long de l'histoire de la psychiatrie et presque indépendamment des différents courants théoriques qui l'ont traversée. Les définitions plus récentes du délire n'ont apporté aucun changement. La définition du *DSM-III-R* est du même ordre : « L'idée délirante (délusion) est une croyance personnelle erronée fondée sur une induction incorrecte concernant la réalité extérieure, et fermement soutenue en dépit de l'opinion très généralement partagée et de ce qui constitue une preuve incontestable et évidente du contraire. »[1] Le délire est donc une parole qui ne correspond pas à la réalité.

Thèmes et formes du délire

Puisque c'est le contenu irrationnel des paroles qui définit les délires, il est logique que ces auteurs vont classifier les délires, voire les différentes maladies mentales, en fonction des thèmes relevés au sein des énoncés dits délirants: il y aura donc des délires mystiques, mégalomaniaques, persécutifs ou hypochondriaques, des délires paranoïaques,

---

[1] DSM-III-R, *Manuel diagnostique et statistique des troubles mentaux*, Paris : Masson, 1989. On retrouve quasiment la même définition dans le DSM-5 : « Delusion is a false belief based on incorrect inference about external reality that is firmly held despite what almost everyone else believes and despite what constitutes incontrovertible and obvious proof or evidence to the contrary. » (American Psychiatric Association, *Diagnostic and Statistical Manual of Mental Disorders. Fifth Edition*, Arlington, VA : American Psychiatric Association, 2013, p. 819)

des délires d'influence, des délires passionnels (l'érotomanie, le délire de jalousie, les délires de revendication), des délires somatiques, il y aura le délire d'interprétation de **Sérieux** et **Capgras**, le délire de relation des sensitifs de **Kretschmer**, le délire de **Cotard**, le syndrome d'**Ekbom** (délire de parasitose), le délire d'illusion des sosies de **Capgras**, le syndrome de **Fregoli**, les « inventeurs méconnus », les « quérulents processifs », les « idéalistes passionnés »... Seront également considérées comme manifestations délirantes ce qu'on appelle l'écho de la pensée (la conviction que les pensées personnelles sont exprimées à voix haute), le vol de la pensée et l'impression que les pensées sont imposées par d'autres. La créativité de la pensée humaine étant illimitée, cette liste ne sera jamais exhaustive.

Parallèlement aux thèmes, on va également distinguer les différentes formes des délires - ce qui a sans doute davantage d'intérêt pour notre propos. Les différents auteurs vont distinguer une forme floue, peu systématisée et incohérente et une forme systématique et cohérente. D'autres vont différencier les délires monothématiques ou circonscrits (qui ne mènent pas à la formation d'un état intentionnel autre que celui lié au délire) et les délires polythématiques ou élaborés (qui affectent plusieurs aspects de la vie cognitive).[1] Qu'ils soient définis comme monothématiques ou polythématiques, qu'ils soient organisés en réseau (agrégeant des éléments divers autour du thème central qui concerne le sujet dans ses relations à autrui) ou en secteur (à partir d'un noyau stable centré sur un postulat fondamental ou une idée prévalente), ce qui nous importe, c'est de quitter l'unique niveau des énoncés, des dits plus ou moins fantaisistes pour nous intéresser à l'énonciation, à la place que prennent ces

[1] Si le délire est monothématique, la personne peut, par exemple, penser que sa femme n'est plus sa femme et dès lors s'en désintéresser alors que si le délire est polythématique, il pourrait en plus se sentir persécuté par cette femme qui se fait passer pour son épouse.

drôles d'idées dans l'ensemble de la pensée de la personne, à la manière dont toutes ces pensées s'organisent (ou pas). Nous y reviendrons plus loin.

Certitude, manque de conscience morbide et autres critères

Mais très vite aussi, des voix se sont opposées à cette définition du délire comme jugement qui ne correspond pas à la réalité ou ont, du moins, pointé son absence de fiabilité. Dès 1869, par exemple, Achille **Fovile** écrit dans son *Nouveau dictionnaire de Médecine et de Chirurgie pratique* : « Il ne m'a pas été possible de distinguer, par sa nature seule, une idée folle d'une idée raisonnable. J'ai cherché, soit à Charenton, soit à Bicêtre, soit à la Salpêtrière, l'idée qui me paraît la plus folle ; puis, lorsque je la comparais à bon nombre de celles qui ont cours dans le monde, j'étais tout surpris et presque honteux de ne pas y voir de différences. »[1]

Ce genre de commentaires et les observations des cliniciens vont obliger les différents auteurs à rajouter des critères au délire qui ne pourra plus uniquement se définir par la fausseté d'une idée. Dès 1837, François **Leuret** va proposer d'autres caractéristiques qui sont encore actuellement associées au délire : la cohésion anormale des idées ou dissociation et surtout la fixité des idées délirantes. Désormais, on va associer l'erreur de la pensée avec le sentiment de certitude de cette pensée. Le délire est non seulement une erreur de la pensée mais une erreur inébranlable : « Le délire est caractérisé par des idées identifiées comme délirantes et définies comme des croyances erronées à propos de sentiments, de situations, ou de personnes. Plus précisément, ce qui définit le délire, ce n'est pas tant le contenu des idées absurdes que la croyance

---

[1] BRÉMAUD (N.)., *Op. cit.*, p.187.

inébranlable qui y est associée ».[1] Non seulement la croyance est fausse mais la personne y croit vraiment.

Associée à cette certitude, nous retrouvons bien entendu le fameux manque de conscience morbide, critère d'une extrême importance puisqu'il serait déterminant dans le diagnostic différentiel entre délire et idée obsédante ou anxieuse : « La non-conscience de la maladie, qu'on appelle 'absence d'insight', 'absence de conscience morbide' ou 'anosognosie' est caractéristique de la schizophrénie, au moins par sa fréquence. Selon Cuesta et Pearlta, l'absence de conscience morbide est le symptôme le plus prévalent de la schizophrénie. Amador, dans une étude publiée en 1994, a établi que près de 60% des personnes atteintes de schizophrénie sont fondamentalement inconscientes du fait qu'elles sont malades ».[2] Ce manque de conscience morbide est donc ce qui différencierait la schizophrénie des troubles anxieux et des troubles obsessionnels. Mais, bien sûr, s'il s'agit d'un symptôme discriminatif pour le diagnostic, on le retrouvera comme symptôme même de la pathologie. Dès lors, le retour ou l'apparition de la conscience morbide serait le signe de la stabilisation ou du rétablissement : si le patient est capable de recul ou de sens critique vis-à-vis de ses anciennes idées délirantes, c'est qu'il est stabilisé ou en rémission.

Faire de ce manque de conscience morbide un des symptômes, voire le symptôme essentiel, discriminatif d'une pathologie telle que la psychose ou la schizophrénie n'est toutefois pas pertinent. En effet, par manque de conscience morbide, on veut simplement dire que la personne pense ce qu'elle pense et qu'elle ne considère pas sa pensée comme

---

1 SALOME (F.)., *Qu'est-ce que les psychoses ? Clinique, modèles et prises en charge*, Paris : Dunod, 2012, p. 17.

2 GILLAIN (B.) et AUTRES, Schizophrénie, « conscience morbide et antipsychotiques », supplément à *Neurone*, 2007, vol.12 (n°7).

fausse. Le psychiatre ou le soignant qui pose le diagnostic lui non plus ne considère pas sa pensée comme fausse.

En outre, même si les troubles anxieux et obsessionnels peuvent s'accompagner d'une certaine réflexivité par rapport aux pensées morbides, le manque de conscience morbide n'est en rien spécifique aux troubles psychotiques : on le retrouvera facilement dans une série de troubles de la personnalité, dans les phases maniaques, etc. Et il en ira de même pour beaucoup de personnes qui ne relèvent pas du champ des soins en psychiatrie ; la réflexivité qu'elles peuvent avoir sur leur comportement ne correspond pas toujours aux jugements de leur entourage. Le jugement qu'on porte sur soi est souvent très différent de celui que les autres portent sur nous.

Bref, certitude et anosognosie ne suffisent pas à définir le délire. Il est impératif d'identifier d'autres critères. C'est ce que vont s'efforcer de faire plusieurs auteurs.

Nous ne multiplierons pas les exemples mais rappelons que **Jaspers** distinguait délires primaires et délires secondaires. Les délires secondaires étant des réactions à des expériences de vie, les délires primaires sont quant à eux les « vrais » délires et se caractérisent par :

1. La conviction avec laquelle le patient s'accroche à son idée ;
2. Le fait que la croyance délirante n'est nullement affectée par des arguments ou des expériences contraires convaincantes ;
3. L'impossibilité du délire sur le plan du contenu ;
4. Une perception transformée de la réalité à la base de chaque idée délirante

Plus récemment, le psychiatre américain **Oltmans** [1] a recensé une série de caractéristiques du délire censées servir

---

[1] OLTMANNS (T. F.), « Approaches to the definition and study of delusions » in *Delusional beliefs,* Oltmanns TF, Maher BA editors, New York : Wiley, 1988, pp. 3-12.

de repères. Chacune des caractéristiques, selon lui, est insuffisante individuellement et il est nécessaire, pour poser le diagnostic de délire, que plusieurs d'entre elles soient présentes :

1. L'équilibre entre les arguments « pour » et « contre » la conviction est telle que les autres personnes considèrent l'idée comme totalement incroyable.
2. La conviction n'est pas partagée par d'autres personnes ;
3. La conviction est maintenue avec détermination ;
4. La personne est préoccupée par sa conviction et éprouve des difficultés à ne pas y penser et à ne pas en parler ;
5. La conviction comprend une référence personnelle plutôt qu'une idée religieuse, scientifique ou politique non conventionnelle ;
6. La conviction entraîne une souffrance subjective ou interfère avec le fonctionnement social ou professionnel ;
7. La personne ne rapporte pas d'efforts subjectifs pour offrir une résistance à sa conviction

Dans ces critères, c'est le concept de détermination qui est crucial pour le diagnostic différentiel entre délire et trouble obsessionnel. Les croyances obsessionnelles apparaissent habituellement sous forme de doutes, ce qui n'est pas toujours le cas des pensées considérées comme délirantes. Le diagnostic différentiel entre délire et obsession comporte une difficulté soulignée par de nombreux auteurs à travers toute l'histoire de la psychiatrie : l'idée obsessionnelle relève d'une « domination et persistance jugées absurdes et injustifiées, comme c'est le cas dans des inquiétudes philosophiques, morales, hypocondriaques, existentielles, qui n'ont nul besoin d'être rationnellement absurdes, mais qui ne sont, dans la plupart des cas, que survalorisées. Mais dans ce cas, il n'y a plus de frontière avec les soucis de la vie quotidienne. Pour qu'une impulsion soit obsessionnelle il faut, en tous cas, la vivre, non pas après-coup, mais au moment-même comme étrange et absurde. »[1]

La multiplication des critères illustre les difficultés auxquelles la psychiatrie est confrontée lorsqu'il s'agit de définir ce qui cliniquement semble évident à reconnaître : un délire.

Pathologie de la croyance ou croyance pathologique ?

On ne sait donc pas définir le délire mais on sait le reconnaître et on sait avec certitude qu'il est le symptôme d'une pathologie. Même si le délire n'est ni spécifique ni pathognomonique de la psychose ou de la schizophrénie, il est malgré tout un signe quasiment constant de ces troubles. Mais d'autres questions surgissent : celle du sens (ou non) du délire, celle de sa signification et celle de sa fonction. A-t-on à faire à un processus primaire, à un symptôme qui marque lui-même le trouble ou la maladie ? Ou s'agit-il plutôt d'un processus secondaire à un déficit, une déficience, une perturbation plus fondamentale ? Le délire est-il la réponse à une expérience étrange ou la conséquence d'un trouble du raisonnement, d'un déficit cognitif ? Est-ce une pathologie de la croyance (délire primaire) ou une croyance pathologique (délire secondaire) ?

Si le délire est primaire, cela pourrait signifier qu'il ne serait qu'une pensée comme les autres, avec le même statut que les autres, mais différente par son contenu, « pathologique », « malade », car irrationnelle, irréelle ou illogique. En tant que processus primaire de la pensée et, de par son aspect fantaisiste, on peut l'associer au rêve. C'est ce que firent de nombreux auteurs. Dès 1855, **Moreau de Tours** constate une identité absolue entre l'état de rêve et celui de folie, les facultés intellectuelles y agissant

---

[1] SCHNEIDER (K.), *Psychopathologie clinique*, Quatrième édition, Louvain : Nauwelaerts, 1973, p.130.

indépendamment des sensations.[1] Angelo **Hesnard** (1924) estimait, quant à lui, que dans le délire, l'esprit travaille à vide et fabrique de l'irréel. Le délire serait ainsi une production morbide de la pensée. L'esprit malade produit des pensées qui sont fausses, qui ne correspondent pas à la réalité.

Si le délire est considéré comme secondaire, il devient un mécanisme de défense contre des affects comme l'angoisse, des affects dépressifs ou contre une déstructuration de la pensée. Le délire se fait alors tentative d'interprétation, de construction du sujet : la personne essaie une reconstruction du monde par le travail de son délire. C'est une tentative de traitement, en quelque sorte. Bien que ce soit **Freud** qui ait popularisé cette conception du délire, elle n'est pas propre à la psychanalyse. On la retrouve chez des psychiatres : « le délire est une tentative d'interprétation de l'état d'anéantissement profond ; une tentative d'explication des phénomènes douloureux », écrit Jules **Seglas.**[2]

Selon Théodor **Meynert** et ses *Leçons cliniques de psychiatrie* (1890),[3] l'*Amentia* ou confusion est spécifique du délire aigu (*akuter Wahnsin*) dont les symptômes principaux sont la perte de clarté de la conscience et du jugement et dont l'axe principal est l'hallucination. La désorientation, l'incohérence des idées sont en relation avec la multitude des hallucinations même si la confusion ne s'accompagne pas nécessairement d'hallucinations. Ce sont les défauts

---

[1] Puisque le délire est le rêve des personnes qui veillent, le traitement consiste à arracher celui qui délire à ce quasi sommeil. Ce réveil peut se faire de manière autoritaire si nécessaire. « On admet qu'un coup de fusil tiré tout près d'elle a guéri une jeune fille des convulsions qu'elle avait contractées à la suite d'un chagrin très violent. Sans aller jusqu'à cette réalisation imaginaire des méthodes de réveil, les émotions soudaines obtiennent le même résultat. » (FOUCAULT [M.], *Op. cit.*, p.184.)

[2] BRÉMAUD (N.), *Op. cit.*, p. 188.

[3] LEVY-FRIESACHER (C.), *Meynert-Freud « L'Amentia »*, Paris : Presse Universitaire de France, 1983, pp. 61- 166.

d'associations logiques et l'« illusion sans limite »[1] qui caractérisent principalement la confusion. Meynert veut opposer l'Amentia à la *Dementia* : il ne s'agit pas ici de patients déments, d'un trouble apparenté à la dégénérescence, mais de délirants et Meynert interprète d'ailleurs les délires de grandeurs et de persécution comme la reviviscence de situations psychiques originaires de toute-puissance et de détresse infantile, en dehors de tout processus morbide. Freud fera souvent référence à l'Amentia de Meynert dans son œuvre. L'expression primaire du mécanisme de réalisation du désir aidera Freud à étudier l'inconscient. La formation du désir et sa régression à l'hallucination caractériseront pour lui aussi bien le rêve que l'Amentia de Meynert. Ce manque d'associations propres à l'Amentia s'explique par une fatigue cérébrale d'origine alimentaire : « L'incapacité de produire des associations logiques est le propre du sujet dont le cerveau se trouve en état d'épuisement dû à une carence de nutrition corticale »[2] mais le processus de pensée est donc bien primaire. Bien que le terme d'Amentia fasse partie des termes psychiatriques tombés en désuétude, ce texte influencera grandement les psychiatres de son époque. Retenons que pour Meynert, la confusion est première, le délire ou l'illusion n'apparaissent que dans un second temps : « En premier lieu, les symptômes de base de la confusion se caractérisent donc essentiellement par la désagrégation de l'organisation associative, puis par l'illusion, l'auto persuasion sans limite ».[3]

Eugen **Bleuler** va plus ou moins défendre la même idée : dans le phénomène schizophrénique, il y a d'abord relâchement primaire du tissu associatif et le délire n'advient qu'après coup, après la fragmentation de l'esprit, après le clivage ou dissociation (*Spaltung*). Les symptômes primaires

---

1 *Ibid.*, p. 69.
2 *Ibid.*, p. 42.
3 *Ibid.*, p. 69.

sont directement produits par cette *Spaltung*. Ce sont des lésions cérébrales qui empêchent certaines connexions, tandis que les symptômes secondaires, tel que le délire, apparaissent comme des conséquences de la dissociation. De par l'absence d'une organisation cohérente de la pensée et des émotions, des complexes affectifs s'expriment librement.

De même, Gaëtan **de Clérambault** estimait que le délire est secondaire aux phénomènes primordiaux que constituent les phénomènes élémentaires, l'automatisme mental. Le délire est une réaction aux phénomènes d'automatisme mental anidéique. L'originalité de Gaëtan de Clérambault est donc de considérer l'automatisme comme un phénomène autonome, primitif, mécanique, anidéique sur lequel va s'édifier secondairement le délire. Il ne serait que la réaction d'un intellect raisonnant aux phénomènes qui sortent de son subconscient. Il dépend de la personnalité antérieure et des aptitudes imaginatives et interprétatives de la personne mais le fait primordial est l'Automatisme Mental : « Dans cette conception la portion hallucinatoire (sensitive, sensorielle, motrice) des Délires dits de Persécution est fondamentale, primitive. Les idées de Persécution sont un travail surajouté, le malade n'est persécuté que secondairement. » [1] Ces troubles de l'Automatisme Mental proprement dits sont l'écho de la pensée, l'énonciation des actes, les dialogues intérieurs, les hallucinations motrices diverses. Gaëtan de Clérambault les distingue des hallucinations auditives proprement dites, qu'il définit comme des voix objectivées, individualisées et thématiques et qui sont, elles aussi, plus tardives. Ces phénomènes d'Automatisme Mental se retrouvent toujours comme mode de début des psychoses, déclare de Clérambault.

Même s'il s'opposera aux idées de de Clérambault et à l'Automatisme mental, Henri **Ey** ne considérera pas le délire

---

[1] DE CLERAMBAULT (G.), *L'automatisme mental*, Paris : Les Laboratoires Delagrange, Coll. Les Empêcheurs de Penser en Rond, 1992, p. 35.

comme primaire : pour lui, il est secondaire à une immaturité de l'être psychique, à un processus de régression, une déstructuration de la conscience.[1] D'autres courants, plus centrés sur la neurophysiologie, peuvent également considérer le délire comme secondaire à un déficit cognitif,[2] à un trouble entre l'expérience et la croyance - par exemple: un trouble de la perception qui causerait une croyance erronée.

Ces différentes conceptions du délire, primaire ou secondaire, vont bien sûr influer sur l'attitude thérapeutique même si, d'une manière classique, les différents traitements auront quand même tous comme objectif de corriger la

---

[1] Ce qui est intéressant et original chez Henri Ey est qu'il ne se limite pas aux dits du délire, et qu'il a une conception de la pathologie psychiatrique où l'individu est toujours en contact avec son environnement, son Monde : « Les idées délirantes constituent les thèmes qui expriment le bouleversement de l'existence (Dasein), c'est-à-dire des rapports du Moi avec son Monde, soit que celui-ci soit comme gonflé de l'expansion des désirs du Moi contre la réalité, soit qu'il soit entraîné dans le mouvement de rétraction du Moi. L'expansion délirante du Moi se manifeste par des idées délirantes typiques : idées de grandeur ou mégalomaniaques (…) La rétraction délirante du Moi s'exprime par des idées délirantes de négation du monde, de cataclysme cosmique, par des idées d'indignité morale et de culpabilité et des idées hypocondriaques et de frustration (jalousie). Dans le domaine de la pensée, le Moi perd son unité, son secret et sa puissance (idées d'influence, de possession). Mais entre ces deux séries de thèmes inverses, se place une thématique délirante qui se trouve précisément la plus fréquente ; c'est le délire de persécution (idées de persécution morale, de persécution physique, d'empoisonnement, d'influence, etc.). Ce thème exprimant en effet tout à la fois que le sujet est menacé et qu'il est un point de mire combine en effet le sens de la rétraction et de l'expansion délirante du Moi » (EY [H.], BERNARD [P.], BRISSET [C.], *Manuel de psychiatrie - cinquième édition*, Paris : Masson, 1978, pp. 128-1299).

[2] Par exemple, un déficit du niveau d'évaluation des hypothèses, la tendance de sauter à la conclusion sur la base d'une évidence limitée (« *jump to conclusion on the basis of limited evidence* » [Garety and Freeman]).

pensée erronée du délirant. C'est ce que nous allons aborder dans le chapitre suivant, à travers un rapide résumé de quelques approches, anciennes et récentes, de traitements de ce délire vécu comme une erreur de jugement, une déraison qu'il s'agit de raisonner.

2. Le traitement : « raisonner la déraison »

Le premier chapitre de cet ouvrage a rappelé comment la définition du délire est devenue cette erreur de la pensée et comment folie, psychose ou encore schizophrénie sont principalement déterminées par le délire. Nous allons dans ce second chapitre examiner les conséquences thérapeutiques de cette conception classique. Nous n'établirons pas une liste exhaustive des différentes théories et pratiques proposées tout au long de l'histoire de la psychiatrie comme moyens de guérir délire et folie. Mais il nous semble néanmoins intéressant de rappeler quelques positions tenues par les psychiatres face à un discours délirant considéré comme une erreur de la pensée. L'intérêt d'un rapide rappel historique est, entre autres, de démontrer que ce qui est à l'époque contemporaine présenté comme moderne et innovant n'est finalement qu'une simple réitération : la plupart des idées contemporaines étaient déjà présentes au XIXème siècle. Les théories contemporaines ne peuvent défendre des prétentions de modernité que par déni ou méconnaissance de l'histoire de la discipline.

Voyons donc dans ce premier chapitre comment les aliénistes, les psychiatres classiques, les thérapies cognitivo-comportementalistes, la psychiatrie de réhabilitation et la psychiatrie cognitive tentent de soigner ce délire considéré comme fausse pensée. Nous mettrons ensuite en lumière les positions des psychanalystes et des psychiatres phénoménologues.

Le traitement moral : écouter, changer les idées

Le traitement moral est à la base de l'aliénisme. Ce traitement moral, rappelons-le, est un traitement relationnel et l'adjectif « moral » n'évoque en rien, en tous cas au début de la période aliéniste, la morale telle que nous l'entendons communément. Moral, chez Pinel, s'oppose à physique ; le traitement moral, ici, se distingue des différents traitements physiques auxquels étaient soumis généralement les patients. Le terme fait appel aux facultés intellectuelles, aux sentiments, aux « passions » du patient, par opposition aux traitements portant sur son corps (purges, saignées, ...). Il s'agit d'entrer en contact avec le patient, de gagner sa confiance, pour ensuite le diriger vers des idées plus raisonnables. En d'autres termes amener le fou à un point de retournement réflexif : « rendre mouvement aux ressorts intérieurs de la réflexion. »[1]

Le traitement moral s'apparente ainsi à la logique des thérapies cognitives contemporaines : c'est une méthode de contrôle ou de modification de la pensée. Rappelons aussi que l'apport fondamental de Pinel et d'Esquirol est d'avoir bouleversé la conception de la folie : non seulement la folie peut se limiter dans le temps, mais la personne peut aussi conserver une certaine distance, une certaine critique vis-à-vis de son délire, après et parfois même pendant les accès de furie. Le patient peut, parallèlement à ses idées délirantes, maintenir, dans plusieurs autres domaines, une capacité de logique et de raisonnement parfaitement normale. Des facultés normales peuvent coexister avec un délire caractérisé. Depuis Pinel, le fou n'est plus totalement fou ; la folie n'est plus la perte totale et définitive de la raison. Il peut toutefois apparaître des contradictions au sein même de la raison qui reste toujours partiellement présente. Pinel redistribue les cartes du partage entre folie et raison : la folie

---

[1] GAUCHET (M.) et SWAIN (G.), *La pratique de l'esprit humain : L'institution asilaire et la révolution démocratique*, Paris : Gallimard, 1980, p. 377.

peut être raisonnante, il est possible de rencontrer la raison à l'intérieur même de la folie.

Que le fou ne soit pas complètement fou a des conséquences d'un point de vue thérapeutique. Cela permet aux médecins de croire aux possibilités de sa curabilité. Il s'agit pour ces premiers aliénistes « d'entrer dans l'esprit » des aliénés, de s'appuyer sur ce qui leur reste de raison pour les diriger vers la guérison. Puisqu'il existe un écart entre le fou et la folie, c'est à cet endroit précis que doit agir le soignant. Il doit être possible d'extirper la folie de la raison restante. Ce traitement moral est un traitement d'ordre psychique et peut être considéré comme le précurseur de toutes les psychothérapies.

Parmi les auteurs classiques, c'est peut-être bien Jean-Pierre **Falret** qui a donné la description la plus précise du traitement moral. Lors d'une leçon faite à l'hospice de la Salpêtrière en 1854, il aborde la question du traitement général des aliénés. Il y explique d'abord l'intérêt de l'isolement du patient au sein d'un asile psychiatrique : « depuis que Pinel a apporté une si profonde réforme dans le traitement des aliénés, l'hygiène morale a joué un rôle principal dans le traitement de ces maladies, et le principe de l'isolement a été la conséquence la plus généralement admise de cette hygiène bienfaisante. Éloigner les causes qui avaient donné naissance à la maladie ; soustraire l'aliéné à leur fâcheuse influence, en le transportant dans un nouveau milieu, loin des personnes, des lieux et des habitudes qui avaient engendré ce qui tendait à perpétuer sa maladie ; favoriser, en un mot, par des conditions extérieures, la tendance naturelle de la maladie vers la guérison. »[1]

Mais l'isolement n'est qu'un des éléments permettant d'obtenir un effet thérapeutique. L'introspection doit aussi permettre à l'aliéné de prendre distance avec ses idées

---

[1] FALRET (J.-P.), *Des maladies mentales et des asiles d'aliénés (1864) vol. II*, Chilly-Mazarin : Edition Sciences en Situation, 1994, p. 683.

délirantes : « Provoquer la réaction intérieure du malade sur lui-même, tel doit être, en définitive, le but de tous les moyens moraux employés chez les aliénés (...) le médecin doit chercher son auxiliaire le plus puissant dans le malade lui-même, parce qu'alors la lutte de chaque instant peut devenir plus efficace ; il doit s'efforcer de faire naître chez le malade la réflexion, provoquer l'empire sur lui-même, réveiller son énergie qui sommeille, en un mot, profiter de ce qui reste de normal chez l'aliéné pour combattre sa maladie. »

Un peu plus loin dans cet article, Falret résume les principes du traitement moral :

> « 1) Opérer une diversion au délire, en provoquant d'autres idées ou d'autres sentiments qui lui fassent contrepoids. Ce principe se trouve réalisé à l'aide de moyens variés, au premier rang desquels figure l'occupation sous toutes ses formes ;
> 2) substituer une autorité étrangère à la volonté maladive ;
> 3) calmer l'activité exubérante des facultés intellectuelles et morales par le repos du cerveau et la monotonie des sensations, et diriger l'activité qu'on ne peut éteindre vers un but réel et étranger au délire ;
> 4) provoquer la réflexion sur soi-même par le contraste entre tout ce qui environne le malade et son ancien entourage ».[1]

Tout cela est très proche des théories contemporaines telles que celles de la conscience vigilante des pensées et actions, du *Mindfulness* ou de la remédiation cognitive des thérapies cognitivo-comportementalistes. Mais le deuxième principe, celui de l'autorité sur la volonté du patient, va entraîner une série de dérives autoritaires de la part du psychiatre, dérives que l'on rencontre parfois encore dans les pratiques contemporaines. Historiquement, le personnage

---

[1] *Ibid.*, p. 687.

qui illustre sans doute le mieux ce traitement moral dominé par l'autorité du personnage psychiatrique est François **Leuret**. « Agir par les moyens moraux » va être interprété chez Leuret par la volonté de tout diriger : régimes, remèdes, distractions, etc. Pour le bien du patient, le paternalisme psychiatrique devient autoritariste et, au nom de la soi-disant maladie mentale du patient qui l'empêcherait d'avoir accès à la vraie réalité du monde, le psychiatre va tout décider à sa place : « Mélange de douceur et de fermeté, de persuasion et 'd'éducation médicale' selon l'expression de Georget, la méthode place le médecin et le malade dans une relation transférentielle autoritaire. »[1] Jusqu'à quel point le psychiatre ou le soignant peut-il imposer les activités, les régimes ou encore le sevrage au tabac ? Toutes ces questions sont quotidiennement présentes dans les services hospitaliers.

D'autres auteurs classiques s'éloignent légèrement des principes originaux du traitement moral pour adopter une position moins ambitieuse : puisque le délire est immuable, les soignants n'ont aucune prise sur lui ; la seule attitude possible est d'empêcher que le patient ne parle de ses délires en évitant pour ce faire d'aborder les thèmes de ceux-ci et en accompagnant le patient avec humanité. C'est ce que défendent **Sérieux** et **Capgras** : « On se gardera de heurter de front les conceptions erronées. Point de railleries, point de réfutation. L'important au début est de gagner la confiance de l'interprétateur, et pour cela il faut l'écouter patiemment sans argumenter avec lui, sans paraître suspecter la vérité de ses dires (…) mais sans d'avantage l'approuver. Ensuite le mieux est d'éviter toute conversation sur les idées délirantes, d'en feindre l'oubli (…), on n'opposera pas d'objections inutiles aux idées directrices une discussion risquant de réveiller un délire assoupi. »[2]

---

[1] LEURET (F.), *Indications à suivre dans le traitement moral de la folie*, Paris : L'Harmattan, Psychanalyse et civilisation, 1998, p. VIII.

[2] BRÉMAUD (N.), *Op. cit.*, p.191.

Une autre position commune à beaucoup d'auteurs de l'époque aliéniste et partagée par de nombreux contemporains, relayée également par les croyances populaires, est de pousser le patient à se « changer les idées » : il faut l'occuper, l'extraire de son environnement. De préférence il faut lui trouver un environnement qui l'oblige à se reconnecter à la réalité et la nature semble être l'endroit idéal. Puisque le délire est illusion, il faut confronter le fou aux contraintes de la nature. La nature, elle, ne trompe pas parce que son immédiateté ne connaît pas l'imaginaire et le non-être. La confrontation entre l'imaginaire du délire et la réalité de la nature ne peut qu'être remportée par cette dernière et cette rencontre sera dès lors thérapeutique : « le monde immédiat du laboureur est donc un monde tout investi de sagesse et de mesure, qui guérit de la folie dans la mesure où il rend inutile le désir et les mouvements de la passion qu'il suscite, et dans la mesure aussi où il réduit avec l'imaginaire toutes les possibilités du délire. »[1] C'est entre autres à partir de ces principes que les villages de Geel et de Lierneux, pour ne citer que des exemples belges, deviennent des lieux d'accueil de patients aliénés qui y sont accueillis pour vivre au sein de familles d'agriculteurs et participer avec eux à tous les travaux campagnards.

La lecture des auteurs classiques fait apparaître régulièrement aussi une autre attitude : celle qui consiste à **participer activement au délire** du patient par une théâtralisation du contenu de son délire. Le soignant, dans un premier temps, met en scène ou participe activement au délire ; ce faisant, il gagne la confiance de son patient et peut ainsi susciter en lui, dans un deuxième temps, d'autres pensées qui lui permettront de prendre distance avec les croyances délirantes. S'immiscer dans le délire du patient permettrait ainsi de mieux le comprendre pour pouvoir le

---

[1] FOUCAULT, M., *Op. cit.*, p. 356.

convaincre d'accepter le traitement et lui expliquer qu'il se trompe. [1] Les psychiatres vont dès lors élaborer des

[1] Un des plus beaux exemples de cette attitude est donné par **Michel Foucault** dans « *Le pouvoir psychiatrique* » : c'est une observation de Mason Cox, qui a été publiée en 1804, en Angleterre, et en 1806 en France, dans le livre intitulé *Observations sur la démence* : un homme de 36 ans est persuadé que sa gouvernante voulait le tuer par le biais de chemises empoisonnées « On prit le pari de paraître y adhérer. On soumit une chemise suspecte à une suite d'expériences chimiques faites en sa présence avec beaucoup de formalités, et dont on arrangea le résultat de manière à prouver la vérité de ses soupçons. On fit subir à la gouvernante un interrogatoire qui, malgré ses protestations d'innocence, put la faire paraître coupable. On obtint contre elle un prétendu mandat d'arrêt, qu'on fit exécuter en présence du malade par des soi-disant officiers de Justice, qui firent semblant de l'emmener en prison. Après quoi, l'on fit une consultation en forme, dans laquelle plusieurs médecins réunis insistèrent sur la nécessité de divers antidotes, qui, administrés pendant quelques semaines de suite, persuadèrent enfin le malade de sa guérison. On lui prescrivit alors un régime et un mode de vie qui l'ont garanti de toute rechute » FOUCAULT (M.), « Le pouvoir psychiatrique », dans *Cours au collège de France (1973-1974)*, sous la dir. de EWALD (F.) et FONTANA (A.), par LAGRANGE (J.), Paris : Seuil/Gallimard, octobre 2003, pp. 34-35.

On retrouve un autre exemple de cette même méthode dans *Le traité médico philosophique sur l'aliénation mentale ou la manie* de **Pinel**. Pinel y décrit le cas d'un tailleur d'habits qui pense être devenu suspect pendant la période de la terreur pour avoir critiqué la mise à mort de Louis XVI. Ce patient est obsédé nuit et jour par l'idée d'être condamné à périr par la guillotine. Malgré les soins prescrits, il retombe dans un état de véritable stupeur mélancolique restant couché sur le pavé de sa loge sous prétexte qu'il ne doit plus songer qu'à subir son arrêt de mort. C'est alors que Pinel décide de faire venir à l'hospice de Bicêtre une prétendue commission du corps législatif. Pinel se concerte avec trois jeunes médecins et leur demande de tenir le rôle de commissaires en habit noir et déguisé avec tout l'appareil de l'autorité. Cette soi-disant commission interroge le patient sur sa profession, sa conduite antérieure, son patrimoine… tout est organisé comme s'il s'agissait d'un véritable jugement et cette soi-disant commission se termine par une sentence prononcée à haute voix qui est bien entendu l'acquittement de toute constructions conformes au délire en visant son extinction: « A partir du moment où l'on effectue le délire, où on lui donne la réalité, où on l'authentifie et où, en même temps, on supprime ce qui est cause dans le délire, à partir de ce moment-là on a les conditions pour que ce délire lui-même se liquide. »1

L'intention thérapeutique de ce type de réalisation théâtrale est de provoquer à l'intérieur du délire des contradictions pouvant déclencher un effet thérapeutique. Un autre effet recherché par cette mise en scène est de supprimer la dimension purement imaginaire des idées délirantes : le délire est en effet supprimé en tant que non-être puisqu'il devient être perçu. Nous verrons qu'une telle théâtralisation est parfois réactualisée par les thérapies cognitives.

Mais dès le milieu du XIXème, l'aliénisme et toutes ces tentatives différentes de traitement inspirées de près ou de loin des principes du traitement moral vont faire place à des approches plus médicalisées.

Psychiatrie classique : traiter le symptôme d'une maladie mentale

La conception de la folie chez Pinel n'est pas celle d'un naturalisme inspiré par le positivisme médical. Le délire ne se résume pas chez lui à un symptôme d'une maladie mentale d'origine cérébrale liée à un processus de dégénérescence. On trouve chez lui, comme chez Esquirol, une démarche associée à une nouvelle conception de la folie - la survie de la subjectivité en son sein -, un projet de démarche

---

poursuite intentée contre le patient. Malheureusement, toute cette méthode se révèle vaine, Pinel ne peut conclure qu'à l'inefficacité de ce simulacre de jugement : « J'ai regardé depuis cette époque d'État de ce patient comme incurable » (POSTEL [J.] et QUETEL [C.], *Nouvelle histoire de la psychiatrie*, Paris : Dunod, 2004, p. 157).

[1] FOUCAULT (M.), « Le pouvoir psychiatrique », cit., p. 36.

thérapeutique - le traitement moral - et un projet institutionnel - l'asile (surtout théorisé par Esquirol). Ces trois composantes sont reliées entre elles et forment ensemble une théorie générale et anthropologique de la folie. Anthropologique, car l'innovation apportée par Pinel permet à la folie de ne pas être abordée en termes d'altérité irréductible mais en termes d'identification, de ressemblance, de « réinsertion sociale » - pour employer une expression qui se veut moderne.

Le manque relatif d'efficacité du traitement moral et la volonté du psychiatre de rester maître de sa relation avec le patient va faire dériver le traitement moral vers une pédagogie morale, vers un autoritarisme, ce qui provoquera son déclin dès la fin de la première moitié du XIXème siècle : l'occupation active, le travail obligatoire, des règlements de vie sont devenus l'essentiel de ce traitement moral et cela de manière obligatoire et imposée. Par ailleurs, en 1922, la thèse d'Antoine **Bayle**, montrant l'inflammation chronique des méninges dans la paralysie générale, ouvre le chemin de la neuropsychiatrie par cette association de troubles mentaux et de manifestations neurologiques. La jeune école neuropsychiatrique, emmenée par **Moreau de Tours**, est lassée des excès du traitement moral et est confiante dans les progrès triomphants d'une médecine anatomique. En Allemagne, c'est également le modèle neuroanatomique qui semble l'emporter définitivement dans l'approche de la folie avec les travaux de **Griesinger** et de **Kahlbaum** et, un peu plus tard, avec les traités de **Kraepelin**. Contrairement à Pinel et à ses disciples, l'approche de Kraepelin n'est en rien thérapeutique mais est essentiellement descriptive et nosographique. La description des symptômes mais surtout l'évolution et le pronostic deviennent les critères essentiels non seulement dans la classification des maladies mais également pour la distinction entre les maladies curables et les maladies incurables. Mais Kraepelin ne préconise aucun traitement. C'est uniquement l'origine de la maladie, la causalité organique, qui détermine son évolution. On est donc loin de l'optimisme thérapeutique de Pinel et, pour les maladies incurables, le travail du psychiatre se réduit à celui d'observation, de précision de la classification des maladies mentales et d'enfermement des malades.[1]

Ce n'est donc que dans un deuxième temps que la psychiatrie va adopter l'objectivisme propre aux sciences médicales et qu'il a semblé intéressant de décrire et de classer méthodiquement les différentes manifestations psychopathologiques de cette folie qui du coup est devenue multiple, là où, chez Pinel et Esquirol, elle était unique. Ce n'est que secondairement que la psychiatrie rejoint le modèle médical, celui des « maladies mentales » localisées au niveau du cerveau, et ses exigences de positivisme. La volonté des psychiatres que leur discipline soit reconnue par l'ensemble du corps médical est certainement un élément décisif. Les phénomènes psychiatriques seront désormais définis en termes de maladie mentales et le délire, comme erreur de la

---

[1] Voici ce que déclare Kraepelin en 1899 : « Tout aliéné constitue un danger permanent pour son entourage et surtout pour lui-même : un tiers au moins des suicides relève de troubles mentaux ; les crimes passionnels, les incendies, plus rarement les agressions, les vols et escroqueries sont commis par des aliénés. On ne compte plus les familles dont un membre a causé la ruine, en gaspillant sa fortune sans réflexion ou en se trouvant dans l'impossibilité de gérer ses affaires et de travailler par suite d'une longue maladie. Une faible partie de ces incurables est seule destinée à une mort rapide ; l'immense majorité continue à vivre pendant des années, et crée pour la famille et l'État, une charge de plus en plus lourde, dont les conséquences retentissent profondément sur notre vie sociale. C'est pourquoi s'impose de plus en plus au médecin qui veut rester à la hauteur de sa tâche le devoir de se familiariser dans la mesure de son pouvoir, avec les manifestations de la folie bien que les limites de son pouvoir soient fort restreintes en face d'un si redoutable adversaire. » (KRAEPELIN [E.], *Leçons cliniques sur la démence précoce et la psychose maniaco-dépressive*, Paris : L'Harmattan, 1997, p. 14.)

pensée, est le symptôme principal d'une maladie qui de manie va devenir folie raisonnante, démence précoce et ensuite schizophrénie.

Le délire va évoluer de pensée qui s'oppose partiellement à la raison au statut de symptôme de maladie mentale, tout en restant une erreur de la pensée, une pensée qui n'est plus connectée avec la réalité. La folie devient une maladie mentale d'origine endogène, biologique, génétique, neurodéveloppementale et le délire en est son principal symptôme.

Parmi ses autres symptômes, retenons-en un notable pour notre propos : **la réticence**, concept séméiologique important au XIXème et au début du XXème siècle et qui, à l'époque actuelle, est tombé en désuétude. La réticence est le fait de refuser de parler de ses idées délirantes. Pour la psychiatrie classique et ses préoccupations médico-légales, la réticence est un symptôme capital : il s'agissait pour le psychiatre de démasquer le délire caché et tu, d'user d'habilité et de technique pour que le patient exprime son délire et, si cela se révélait impossible, de faire le diagnostic différentiel entre réticence, mutisme et dissimulation : « certains silences ont comme un timbre que l'aliéniste doit reconnaître. S'ils ne suffisent pas à prouver que le sujet soit un délirant, ils suffisent à nous ôter le droit d'affirmer qu'il ne délire pas », déclare de Clérambault.[1]

Mais le diagnostic différentiel des silences n'est pas évident et la diversité d'expression de la réticence se confond avec l'impossibilité d'une signification univoque, psycho-pathologique, de ce symptôme.

L'avis général est le suivant : « Toute dissimulation est une réticence mais toute réticence n'est pas une dissimulation. » Les psychiatres vont alors faire la distinction entre réticence défensive, réticence expansive, réticence

[1] COHEN (Y.), « La Réticence », in *L'Évolution Psychiatrique*, 1994, Tome 59, Fascicule 2, p. 293.

éloquente ou encore réticence reniement, pour ne citer que quelques cas. Ce qui est surtout intéressant pour nous est que la réticence n'est pas ici considérée comme une forme affaiblie du délire ou comme un signe d'amélioration mais au contraire comme la preuve d'une certaine mauvaise foi du patient, comme un symptôme supplémentaire qui viendrait confirmer le diagnostic de schizophrénie - alors que nous soutiendrons plus loin dans cet ouvrage que la réticence, la réserve, la discrétion par rapport à certaines idées délirantes est symptomatique du fait que ces pensées ne sont pas ou sont moins envahissantes.

Faute de traitement efficace, les grands auteurs psychiatriques se limitent à des descriptions cliniques et à de nombreuses polémiques sur la question des classifications. Il a fallu attendre les années 1950 et l'apparition de la psychopharmacologie pour redonner des espoirs de traitements aux psychiatres en conservant toutefois cette conception de la maladie mentale comme phénomène naturel, observable et objectivable, pour lequel il n'y a rien à faire si ce n'est poser le bon diagnostic, appliquer le bon traitement et attendre qu'il fasse effet. Le délire n'est qu'un symptôme parmi d'autres tout en en étant le principal ; le soignant doit dès lors travailler à le faire disparaître. Cette conception naturaliste de la psychose / schizophrénie est sans doute encore le courant dominant actuellement en psychiatrie et en santé mentale.

Psychothérapies cognitives et psychiatrie de réhabilitation : convaincre et enseigner

La psychiatrie dite moderne se targue d'être une véritable psychiatrie de « réhabilitation psychosociale ». Au lieu de se centrer comme le ferait la psychiatrie classique sur les troubles et les carences du patient, cette nouvelle psychiatrie se concentre sur les aptitudes du patient et, grâce aux thérapies cognitives ou comportementales, elle tente de développer de nouvelles compétences ou d'améliorer celles qui restent présentes malgré la pathologie. Un des grands inspirateurs de ce courant est le professeur Robert **Liberman**. Avant de résumer sa conception du traitement des phénomènes psychiatriques, rappelons comment les thérapies cognitives abordent les discours délirants puisque la psychothérapie cognitive et la psychoéducation sont un élément essentiel à cette psychiatrie de réhabilitation.

Même si, entre temps, les thérapies cognitives sont devenues un ensemble très varié d'approches parfois très différentes et en permanente évolution, la définition du délire reste globalement identique pour la plupart : « Le délire est une croyance anormale, immuable et nuisible. Cette fausse croyance personnelle et fondée sur des inférences tendancieuses de la réalité externe est maintenue avec fermeté malgré l'opinion des gens et malgré le fait qu'il existe des preuves irréfutables du contraire. » [1] Cette définition reste très classique. Les thérapeutes cognitifs considèrent que les patients qui souffrent de troubles délirants présentent des dysfonctionnements du traitement de l'information comme, par exemple, de l'hypersensibilité aux mots menaçants ou une confusion interne-externe (le patient éprouve ses pensées comme générées de l'extérieur et les événements survenus dans le monde comme ayant une signification personnelle). Mais ce qui nous intéresse ici est de voir comment ces thérapeutes envisagent de modifier les pensées jugées délirantes. Dans le courant des années 1970, les premières interventions en thérapie cognitive comportementale laissent croire qu'il est possible de convaincre les patients du contraire de leurs croyances. Depuis lors, les auteurs sont devenus plus modestes et beaucoup d'entre eux reconnaissent qu'il est particulièrement difficile de modifier les convictions d'un

---

[1] O'CONNOR (K. P.), STIP (E.), ROBILLARD (S.), « Le traitement du trouble délirant et ses aspects cognitifs » in *Santé mentale au Québec*, 2001, XXVI, 2, p. 179.

trouble délirant. Actuellement on est arrivé à un consensus selon lequel la thérapie cognitive comportementale comprendrait trois étapes différentes :

1. Préparer le patient à la thérapie ;
2. Mettre la conviction délirante au défi ;
3. Tester la réalité.

Pour la première étape de préparation à la thérapie, il est important d'éviter d'emblée la confrontation et de laisser la personne parler de son délire. Il est conseillé de développer au préalable un lien thérapeutique. Une des méthodes possibles est l'approche dite de Colombo en référence au célèbre inspecteur et qui consiste à poser des questions naïves et ouvertes du genre : « Pardonnez-moi mais je me demande si vous pourriez clarifier cette affirmation ? » Il faut éviter le désaccord explicite, les tentatives de conviction, les interprétations et tout ce qui pourrait insécuriser le patient. La phase préparatoire du patient doit être d'une durée de six à douze sessions pendant lesquelles il s'agit de détourner celui-ci de ses préoccupations délirantes. Mais ce serait aussi l'occasion de pointer les incohérences entre ses croyances et la réalité. Ensuite il s'agit de mettre la conviction délirante au défi : pendant cette deuxième phase, il convient de se concentrer principalement sur les interprétations des informations ambiguës, ambivalentes ou incomplètes, esquisser le danger de tirer des conclusions trop rapides, de catégoriser des événements… Ensuite vient la dernière phase de la thérapie : le *reality testing* qui consiste en une confrontation des pensées du patient avec la réalité considérée comme vraie et objective. On va mettre au défi de l'épreuve de la réalité la moins importante ou la plus récente des idées délirantes : la cohérence et la plausibilité de ces croyances sont mises à l'épreuve et les détails inconsistants et irrationnels sont soulignés. L'idée est de susciter une interprétation alternative à l'interprétation considérée comme délirante. Les deux interprétations (la délirante et la non-délirante) sont soumises au test de la réalité pour convaincre de la validité de l'interprétation non-délirante.

Ces mêmes auteurs admettent que dans le cas de délires intraitables, il peut être nécessaire de travailler à l'intérieur même du délire, en acceptant ses conditions de base, mais en discutant aussi des implications les plus dangereuses et les plus stressantes. Ainsi, à une femme qui croyait que Dieu lui commandait de se défenestrer et qui, à répétition, se blessait gravement, le thérapeute se permet de dire : « Certes, Dieu t'a choisie, mais voudrait-il vraiment que tu agisses de la sorte ? »

Quel que soit le nom que l'on donne à ces techniques qui se veulent modernes et innovantes, force est de constater que de nombreuses attitudes conseillées (attitude non-confrontante, le travail à l'intérieur du délire, etc.) sont très proches des positions déjà adoptées par les aliénistes et du traitement moral. De toute façon, « la TCC est une intervention complémentaire qui doit toujours être associée à un traitement médicamenteux. »[1]

Retenons de ces quelques lignes sur les thérapies cognitives l'importance d'écouter le contenu du délire et de convaincre le patient de son erreur. Les patients confondent en effet souvent l'externe et l'interne, sautent trop rapidement aux conclusions, se laissent envahir par leurs émotions. Mais l'approche cognitive se préoccupe aussi de la signification et de la compréhension : « Pensées, émotions et sentiments associés à la psychose sont présumés provenir de la façon dont un individu donne sens au monde. »[2] Reconnaissons toutefois que la plupart des auteurs font preuve de beaucoup d'humilité et admettent eux-mêmes les

---

[1] DE BLEEKER (E.) et AUTRES, « Aperçu des délires dans la psychose schizophrénique », in *Supplément à Neurone*, 2004, vol. 9, n° 5, p. 6.

[2] FOWLER (D.), GARETY (P.), KUIPERS (E.), « Thérapie cognitive béhaviorale des psychoses » in *Santé mentale au Québec*, vol. 24, n° 1, 1999, p. 71.

difficultés d'aborder les délires de la sorte : « Toutefois, les problèmes associés aux délires et aux voix ne sont pas facilement modifiés par la thérapie psychologique. »[1]

Mais l'époque actuelle est aussi celle des programmes de resocialisation et de réhabilitation : ils sont devenus la garantie d'une approche innovante par rapport à l'ancienne psychiatrie considérée comme paternaliste et trop fixée sur la définition et la description des pathologies. Revenons donc au professeur Robert **Liberman** pour constater que, sous des apparences de modernité et de nouveauté, sa conception de la pathologie mentale est on ne peut plus classique : Liberman[2] définit **la pathologie (*pathology*)** comme une anormalité du système nerveux central, un dysfonctionnement dopaminergique, responsable du développement et de l'expression de la schizophrénie. Il distingue ensuite pathologie, déficience, incapacité et handicap en prétendant que l'erreur de la psychiatrie a toujours été de se concentrer sur la pathologie ou la description du trouble alors que la psychiatrie de réhabilitation se centre sur l'incapacité et le handicap. La pathologie du système nerveux central est à différencier de la **déficience** ou du **trouble (*impairment*)** qui est l'intrusion des symptômes et la perte des fonctions psychologiques de base telle que l'attention, le processus d'information ou les affects. Il distingue ces deux termes de **l'incapacité (*disability*)** qui est la carence totale de l'habilité ou une habilité limitée à accomplir les tâches sociales ordinaires. Cette incapacité est encore différente du **handicap** qui est ce qui limite ou empêche le patient d'accomplir normalement les différents rôles de l'existence. Liberman précise ainsi qu'il y a différentes manières d'approcher la pathologie, le trouble, l'incapacité ou le handicap. On aborde la pathologie par la psycho-

---

1 *Ibid.*, p. 77.

2 LIBERMAN (R. P.), *Recovery from disability. Manual of psychiatric rehabilitation*, Washington DC : American Psychiatric Publishing, 2008.

pharmacologie et l'imagerie du cerveau, les troubles doivent d'abord faire l'objet d'un diagnostic précis avant d'être l'objet de la psychopathologie. Ils peuvent être traités par la pharmacologie, la thérapie comportementale et l'entraînement à la gestion du stress. Les incapacités peuvent être mesurées en évaluant le patient dans des situations fonctionnelles lorsqu'ils interagissent avec leurs proches, la famille ou d'éventuels collègues de travail. Ces incapacités peuvent être réduites par des programmes d'entraînement des différentes compétences. Tandis que les handicaps pourraient être atténués par des efforts de *case management* et de programmes de soutien au sein de la communauté.

Pour la difficile question de la compliance au traitement médicamenteux, Liberman a ainsi conçu un module de formation qui porte sur quatre domaines de compétences :

1. La collecte d'informations sur les antipsychotiques
2. La prise correcte des médicaments et l'évaluation de leurs effets
3. La connaissance des effets secondaires du traitement
4. La discussion des problèmes liés aux traitements.

Chaque domaine de compétence comprend des phases ou activités d'apprentissage. Ces activités d'apprentissage désignent des techniques permettant d'enseigner ou d'apprendre la matière d'un domaine de compétence. Pour le domaine des compétences concernant les informations sur les antipsychotiques, par exemple, il s'agit d'apprendre au patient le mode de fonctionnement des médicaments, la nécessité du traitement d'entretien ainsi que les avantages offerts par ce traitement médicamenteux.

Nous remarquons que pour un psychiatre qui se qualifie de « pionnier » et de « visionnaire », sa conception de la pathologie reste on ne peut plus classique : la réalité est ce qui est perçu par tout le monde et les psychotiques délirants sont les seuls à ne pas partager cette réalité. La cause de ce déficit de réalité est naturaliste : une anomalie du système nerveux central. Au niveau thérapeutique, il s'agit, par des techniques cognitives et des programmes pédagogiques, de convaincre le fou qu'il se trompe, qu'il n'est pas le Christ, qu'il n'est pas persécuté par les Francs-Maçons, que son voisin ne lui parle pas à travers la télévision, qu'il se fait de fausses idées, qu'il est malade et qu'il doit prendre son traitement « toute sa vie » et accepter les différents programmes permettant de compenser ses incapacités et ses handicaps. Les troubles psychotiques sont ainsi réduits à un handicap social et, surtout, ces programmes de réhabilitation ne vont concerner que les personnes ayant une certaine conscience morbide, ceux qui se reconnaissent comme malades ou handicapés - ce qui ne représente pas la majorité des patients avec des troubles psychotiques.

La psychiatrie neurocognitive : parler et expliquer

Évoquons rapidement maintenant les travaux d'Henri **Grivois**. Sa conception du délire se rapproche de la position classique (le définissant comme erreur de la pensée), mais son hypothèse de causalité et surtout l'attitude thérapeutique qu'il préconise face au patient délirant sont plus originales et méritent qu'on s'y attarde ainsi que le pense Pierre-Henri **Castel**.[1] L'originalité de sa position est de différencier un sentiment de centralité en tant que tel et spécifique de la décompensation psychotique ; le délire n'est que secondaire à ce moment de perplexité durant lequel la personne se croit au centre du monde. Au niveau thérapeutique, Grivois est

---

[1] L'hypothèse Grivois-Proust-Jeannerod n'est plus à la mode, écrit Pierre-Henri Castel : « elle appartient à l'histoire de la psychiatrie cognitive, au sens où son ambition spéculative et l'association subtile de clinique, de spéculation philosophique et de conjonctures neurophysiologiques raffinées qui la déterminaient n'ont pas reçu la sanction standard des travaux scientifiques. Pourtant elle continue, à mon avis à influencer de loin les neurosciences psychiatriques. Elle a sans l'ombre d'un doute fixé la norme de ce à quoi devrait ressembler une théorie cognitive convaincante de la psychose. » (CASTEL [P.-H.], *L'esprit malade*, Paris : Les Editions d'Ithaque, 2009, p. 105.)

persuadé qu'il est primordial pendant cet épisode de parler et de mettre des mots sur le vécu du patient.

Il s'agit donc d'une théorie de l'entrée en psychose, de la psychose naissante. Grivois décrit un épisode inaugural qu'il identifie comme le trouble générateur de la psychose. Ce fait central serait la destruction du sentiment d'identité personnelle, qui provoquerait d'emblée un trouble du mimétisme. Ce trouble générateur primaire est une perturbation psychomotrice infraconsciente lésant la perception de l'intentionnalité des actions propres de la personne et donc, corrélativement, des actions d'autrui : la personne ne distingue plus ses actions et ses intentions des actions et des intentions des autres. Tous les symptômes classiquement décrits comme positifs et négatifs ne seraient que des conséquences de ce trouble générateur. Le contrôle de l'action par une personne exige à tout moment une coprésence de l'action et de l'intention. L'intention en action est une action qui ne cesse de s'autoréférer à l'intention préalable. Et cette autoréférence inhérente à l'intention est la matière première du sentiment d'être l'agent de ce qu'on agit. Ce qui cause le mouvement du corps est l'intentionnalité de l'agir, c'est-à-dire cette articulation continue entre l'intention préalable et l'intention en action. Si cette interaction est troublée, il y a comme effet une destruction du sentiment de soi, du sentiment d'être ultimement l'agent de ses actions. Il y a donc, par destruction de leur articulation auto-référentielle, une rupture entre l'intention préalable et l'intention en action. Cette dissociation subjective du sentiment d'être l'agent de ses actions et, en conséquence, l'impression que l'autre est agent de ses actions à lui, se manifeste cliniquement par toute une série de phénomènes : le sentiment d'influence, les pensées intrusives, le vol de la pensée, les hallucinations auditives, « j'agis les autres » et « les autres m'agissent », « les autres me parlent sans arrêt » .... Mimétique de tous, il ne peut plus imiter personne et ne se comporte plus comme il le devrait socialement. Le délire, quant à lui, avec ses différents thèmes (de persécution, érotomaniaque, de grandeur…) doit être imputé à des biais cognitifs de ce trouble primaire mais est donc secondaire. La personne est alors convoquée au centre du monde soit comme maître absolu de ce monde soit comme victime universelle, soit comme susceptible d'en être éjectée (suicide du mélancolique).

Par cette théorie, Grivois veut souligner que les phénomènes psychotiques relèvent d'un trouble de l'agir, de l'intention et non pas d'un trouble psychique. Ce trouble de l'agir provoque un trouble de l'identité, qui fait que la personne se déconnecte de l'ordre commun, elle se vit comme au centre du monde, agissant pour les autres ou agie par eux.

Ce sentiment de centralité est primordial et précède donc le délire. La conscience est cependant capable de capter quelque chose du désordre primaire : le « concernement » annonce le glissement en centralité du sujet. On note de petits signes discrets de basculement où l'individu se retrouve en train d'occuper seul un point de vue, où il est devenu la référence de tout ce qui se passe et circule autour de lui. Le rôle du soignant est d'éviter que le patient ne croie vraiment à ce sentiment de centralité et qu'il l'explique par des thèses délirantes. S'il y croit trop, il se figera dans la psychose et entrera dans la phase des délires traditionnels (mission, persécution…). Le délire n'est que la sémantisation arbitraire qu'il projette sur son destin. Il s'agit donc de prévenir, d'éviter ce virage fatal dans la croyance délirante qui dérive de cette expérience de centralité.[1]

[1] « La centralité est induite mimétiquement. Elle est à évaluer en fonction de la perception de ce monde induite par des informations mimétiques traitées hors conscience par le malade, informations reçues par lui indifféremment à la fois des autres et de son propre corps. » (GRIVOIS [H.] et DUPUY [J.-P.] [sous la direction de],

L'entrée dans la psychose est ainsi infra-cognitive et infra-affective. La folie serait causée par un noyau asémantique, préréflexif, qui s'expliquerait causalement par un trouble neurobiologique. Il n'y a donc plus de sens subjectif, moral ou social à la psychose : juste un trouble neurobiologique de l'interaction entre l'action et l'intention. Le point de vue relationnel ou contextuel est définitivement éliminé.

Au niveau thérapeutique, Grivois insiste sur l'importance de mettre d'emblée des mots sur ce que vit le patient, de l'aider dans ces moments de perplexité, de dissociation : « Il s'agit d'accoucher les patients du savoir qu'ils ont de leur folie. Pour cela, il faut sans attendre parler avec eux (...) Parler avec les patients de ce qu'ils vivent endigue les évolutions délirantes. » [1] Il ne s'agit donc surtout pas d'interpréter les contenus, les thèmes du délire mais plutôt de parler au patient de ce vécu de centralité : « L'essentiel de notre effort thérapeutique est d'endiguer la recherche de sens et de signification personnelle. » [2] Il faut creuser l'anamnèse pour y retrouver ces indices précoces de trouble de mimétisme et de centralité. « L'homme en polarisation centrale occupe dans le monde une place qu'il n'a pas recherchée. Il y est placé, dira-t-il, par une force qui, sans lui être étrangère, le déborde de tous côtés (...) Il nous revient d'opérer avec lui, le plus tôt possible, la reconstitution d'une expérience relationnelle vécue à travers une série d'événements récents.[3] (...) Vous n'y êtes pour rien, c'est tombé sur vous » ;[4] « c'est cela même, on faisait la même chose que vous et vous, vous dirigiez les autres, vous aviez le

Mécanismes mentaux mécanisme sociaux de la psychose à la panique, Paris : Éditions La Découverte, série sciences cognitives, 1995, p. 34.)

[1] GRIVOIS (H.), *Parler avec les fous*, Paris : Les Empêcheurs de penser en rond/Le Seuil, 2007, p. 15.

[2] GRIVOIS (H.) et DUPUY (J.-P.) (sous la direction de), *Mécanismes mentaux mécanismes sociaux de la psychose à la panique*, cit., p. 47.

[3] *Ibid.*, pp. 23-24.

[4] *Ibid.*, p. 54.

sentiment de commander à tous »;[1] « Cela ne va pas durer. J'insiste fortement sur le fait que tout cela a démarré avant toute idée d'empoisonnement ou de faute (...) Les idées, ce sont des explications car on ne peut pas rester sans explication (…) oui, je lui explique que c'est ça délirer, c'est l'incapacité d'en rester là. Je la rassure encore en lui disant qu'elle n'a pas besoin de délirer, qu'il n'y pas de sens, qu'elle va s'en tirer sans délirer. » [2]

La fonction du soignant est donc un travail d'explicitation et de décomposition de la centralité dont souffre le patient. Il faut refaire avec le patient le chemin qui l'a conduit à se croire au centre du monde. Grivois non seulement défend la thèse optimiste d'un retour à la normalité, à une condition prémorbide (*Tu ne seras pas schizophrène* est le titre d'un de ses livres),[3] il renouvelle aussi l'idée du délire secondaire à un trouble neurologique ainsi que le thème de la monopsychose puisque tous les phénomènes psychotiques auraient la même causalité naturelle. « Ainsi pouvons-nous établir très tôt une démarcation entre trois niveaux : 1) ce qui conduit à la centralité, le mimétisme 2) ce qui en émerge, le concernement 3) ce qui prétend l'expliquer ou tout au moins l'exprimer, le délire. »[4]

Comme dans toutes les théories naturalistes des pathologies, cette nouvelle théorie naturaliste de la psychose déplace le centre d'intérêt du discours du patient vers le savoir du clinicien qui sait des choses que le patient ignore. Le psychiatre doit bien sûr faire preuve d'empathie, mais les paroles délirantes du patient n'ont plus aucune importance. Son récit est inutile puisque les choses se jouent en amont :

---

[1] *Ibid.*, p. 55.

[2] *Ibid.*, p. 58.

[3] Idem., *Tu ne seras pas schizophrène*, Paris : Les empêcheurs de penser ne rond/ Le Seuil, 2001.

[4] GRIVOIS (H.) et DUPUY (J.-P.) (sous la direction de), *Mécanismes mentaux mécanismes sociaux de la psychose à la panique*, cit., p. 50.

« Avant d'atteindre le délire, la psychose, pas plus qu'avec le désir, n'a strictement rien à voir avec le social »[1] ; « il n'y a rien à comprendre avant la centralité, sinon un mécanisme moteur et un mécanisme qui n'a pas de sens, même s'il a un vécu intense. »[2] Le délire n'a pas de signification, il succède à un trouble fondateur.

De Pinel à Kraepelin, de Grivois à Liberman, les théories explicatives et les recommandations thérapeutiques sont certes différentes mais les définitions du délire sont semblables : le délire est pour tous le symptôme d'une maladie mentale et il est défini à partir de la logique, de la vérité, de la réalité. La raison voudrait que cette réalité soit cohérente et commune à tous et que ce qui échappe à cette raison unifiante soit délire, c'est-à-dire pure fiction. Le délire est irréalité, erreur de jugement, erreur de croyance ou croyance illogique.

Le psychiatre peut choisir ce point de vue, celui de l'écoute des paroles du patient à partir de ce qu'il considère comme réalité, vérité ou logique. Le psychiatre / soignant peut se mettre en dehors, à l'extérieur du phénomène psychotique dont il est l'observateur. Il le définit, pose le diagnostic et prescrit le traitement en fonction de celui-ci. C'est un choix qui écarte d'autres points de vue et qui s'abstrait d'une réflexion sur la pensée, sur le discours, sur le transfert, etc. Nous avons parcouru une série de conséquences cliniques et thérapeutiques de ce choix mais aussi les impasses auxquelles il aboutit : on ne comprend pas en effet pourquoi les psychiatres n'arrivent pas à se mettre d'accord sur le diagnostic ou sur la question de la responsabilité du patient, pourquoi les médicaments ne parviennent pas à guérir la folie, pourquoi le patient ne reconnaît pas sa pathologie, pourquoi il refuse son

---

1 *Ibid.*, p. 61.
2 *Ibid.*, p. 59.

traitement… Mais, surtout, les psychiatres ne parviennent à définir ce délire qui est pourtant la pierre angulaire de leur clinique. Le délire n'est pas objectivable. Il échappe à la sémiologie médicale classique des cinq sens et il est radicalement impossible d'en faire l'expérience subjective : il n'est pas possible raisonnablement de considérer sa propre pensée comme irraisonnable, comme folle, comme délirante. Par définition, le fou qui se sait fou n'est pas/plus fou. Entre le psychiatre et son patient, il n'y a pas de réalité valant comme critère absolu, il n'y a que deux pensées et le choix subjectif de points de vue toujours relatifs.

Mais la psychiatrie classique n'est pas la seule à avoir buté sur un réalisme qui empêche une autre réflexion sur la pensée, sur les discours, sur la psychose. Une certaine psychanalyse et la psychiatrie phénoménologique se sont confrontées aux mêmes difficultés malgré le fait qu'elles se sont, toutes deux, présentées comme une alternative à la psychiatrie classique.

B. Psychanalyse : le délire comme suppléance d'une structure psychotique

1. La « structure psychotique »

Certains psychanalystes proposent comme alternative à la nosographie psychiatrique classique une classification en termes de structures psychiques. L'ancrage libidinal, le rapport au langage, à l'Autre permettraient une classification des êtres humains en trois structures qui seraient la névrose, la psychose et la perversion. Ces psychanalystes s'appuient sur la lecture et la différenciation que Jacques **Lacan** fait à une certaine époque de trois termes présents chez Freud : *Verdrängung*, *Verwerfung* et *Verleugnung*. La *Verdrängung*, ou refoulement, serait le mécanisme de défense propre à la névrose, la *Verwerfung*, ou forclusion, serait typique de la psychose et la *Verleugnung*, ou déni, marquerait la perversion.

La structure psychotique décompenserait sur un mode psychotique, soit le délire et les hallucinations. La structure névrotique décompenserait, quant à elle, selon les symptômes décrits dans les différentes névroses : angoisse, symptômes hystériques, symptômes obsessionnels, etc. La stabilité de ces structures psychiques impliquerait une impossibilité pour la personne de changer de structure : on ne pourrait pas passer d'une structure névrotique à une structure psychotique ou l'inverse, à partir du moment où sa propre personnalité s'est organisée dans un sens ou dans l'autre. La cause de cette structuration ainsi que le moment au cours duquel cette structure psychique se constituerait restent imprécis. Certains auteurs expliquent que cette structure se met en place à partir de la naissance ou même avant celle-ci, en fonction de l'hérédité, du mode de relation aux parents, mais aussi, au fil des années, sous l'influence des frustrations, des traumatismes ou encore des conflits rencontrés. Différents mécanismes de défense de la personne organiseraient la structure psychique en fonction de tous ces éléments.

Cette nosographie en termes de structures psychiques et surtout l'opposition structure névrotique *versus* structure psychotique est à la base de la conception classique de la psychose que l'on retrouve dans certains milieux psychanalytiques : le psychotique souffrirait d'une carence, d'un défaut au niveau du symbolique, l'Autre n'existerait pas pour lui, sa jouissance serait déréglée, il serait hors-discours, il présenterait une sorte d'inconscient à ciel ouvert, il serait incapable de transfert. Bref, il serait exclu de la technique psychanalytique ou le psychanalyste devrait se contenter d'être son secrétaire et de l'aider à construire son délire comme suppléance à ce trou dans le symbolique.

Nous avons eu l'occasion d'expliquer dans un article en quoi cette structure psychotique ne se retrouve pas dans l'œuvre de Freud mais qu'elle peut se justifier par des textes de Lacan écrits entre 1955 et 1958.[1] Cette distinction en structures va cependant perdre de son importance pour Lacan qui, vers 1975, n'utilisera quasiment plus le terme de psychose ou de structure psychotique.

Bejahung et *Verwerfung*

En 1954, Lacan veut marquer la pertinence de son symbolique et en repérer l'origine. C'est pour ce faire qu'il reprend le terme freudien de *Bejahung* qu'il traduira par « affirmation primordiale ». Il y situe son mythe de l'origine du symbolique et de l'inconscient en parlant de *Bejahung* primaire, terme entièrement lacanien sans véritable filiation freudienne. Pour lui, la *Bejahung* primordiale constitue le symbolique et là où l'attribution *Bejahung* fait défaut, règne la *Verwerfung*.[2] Ce qui distinguerait psychose et névrose serait l'origine différente des processus : *« L'origine du refoulé névrotique ne se situe pas au même niveau d'histoire dans le symbolique que celle du refoulé dont il s'agit dans la psychose, même s'il y a les rapports les plus étroits entre les contenus. »* [3] D'où l'importance de cette *Bejahung*. Ce n'est qu'à la fin du Séminaire III que Lacan traduira *Verwerfung* par « forclusion » mais ce mécanisme spécifique de la psychose se mettrait en place avant la mise en place du symbolique : « Préalablement à toute symbolisation - cette antériorité n'est pas chronologique mais logique -, il y a une étape, les psychoses le démontrent,

---

[1] FEYS (J.-L.), « De la non-existence des 'structures psychiques' en psychanalyse » in *L'information psychiatrique* 2017/8, vol. 93, pp. 677-684.

[2] « Ce qui a été soumis à la Bejahung, à la symbolisation primitive, aura divers destins, ce qui est tombé sous le coup de la Verwerfung primitive en aura une autre (...) Il y a donc à l'origine, Bejahung, c'est-à-dire affirmation de ce qui est, ou Verwerfung. » (LACAN [J.], *Le séminaire Livre III*, Paris : Seuil, 1981, p. 94.)

[3] LACAN (J.), *Le séminaire Livre III*, cit., p. 22.

où il se peut qu'une part de la symbolisation ne se fasse pas. »[1]

La forclusion du Nom-du-Père

Le concept de *Bejahung* permet à Lacan de fonder originellement le symbolique et de définir un mécanisme spécifique à la psychose dont les différents symptômes manifestent des difficultés dans le jugement d'attribution, dans le jugement d'existence et dans l'utilisation du langage. L'étape suivante accomplie par Lacan est de trouver une causalité à ce défaut dans la *Bejahung :* il y a un manque, un raté dans le processus œdipien. Le passage de cette affirmation primordiale à la *Bejahung*, indispensable à la symbolisation, vers l'Œdipe et le père se fait rapidement : « Pour qu'il y ait réalité, accès suffisant à la réalité, pour que le sentiment de la réalité soit un juste guide, pour que la réalité ne soit pas ce qu'elle est dans la psychose, il faut que le complexe d'Œdipe ait été vécu »[2] ; « Dans une psychose, nous admettons volontiers que quelque chose n'a pas fonctionné, ne s'est pas complété dans l'Œdipe essentiellement. »[3] La métaphore du Nom-du-Père est le point de capiton, ce point d'attache entre la chaîne des signifiants et celle des significations, il est un, voire le seul des « points d'attaches fondamentaux entre le signifiant et le signifié nécessaires à ce qu'un être humain soit dit normal et qui, lorsqu'ils ne sont pas établis, ou qu'ils lâchent, font le psychotique. »[4]

Nous retrouvons cette interprétation des fondements du symbolique dans le schéma R que Lacan décrit dans le texte « D'une question préliminaire à tout traitement possible de la

---

[1] *Ibid.*, p. 304.
[2] *Ibid.*, p. 224.
[3] *Ibid.*, p. 227.
[4] *Ibid.*, p. 304.

psychose » datant de 1958.[1] Si le schéma L n'admettait aucun sujet, aucun objet, aucun repère qui, préalablement, le supporterait et l'autoriserait, le schéma R, en revanche, se supporte du Nom-du-Père. L'Autre y est soutenu par le Nom-du-Père qui devient son soutien classique. La fonction du complexe d'Œdipe est de représenter l'articulation symbolique. Lacan y confirme que la causalité de la psychose se trouve du côté d'une carence dans cette fonction paternelle : « Pour que la psychose se déclenche, il faut que le nom du Père, *verworfen*, forclos, c'est-à-dire jamais venu à la place de l'Autre, y soit appelé en opposition symbolique au sujet. »[2] Cela signifie donc qu'on a d'abord un temps de configuration psychotique éventuellement sans symptômes et ensuite un moment de déclenchement du symptôme proprement psychotique. Pour cette configuration psychotique, il s'agirait de chercher des éléments biographiques de la personne permettant ainsi de trouver une causalité génétique pour l'absence de ce signifiant fondamental. La configuration psychotique serait donc caractérisée par l'absence de métaphore paternelle et cette absence ne pourra être constatée qu'à l'appel de sa présence.

Il n'y a pas d'Autre de l'Autre

À partir de 1959, progressivement, Lacan abandonne l'idée de l'origine mythique du symbolique. Il défend plutôt que rien ni personne ne peut supporter la logique du symbolique, rien ne peut venir incarner le grand Autre. Il n'y a pas d'Autre de l'Autre. La logique du signifiant n'a pas d'origine, pas de genèse. L'inconscient s'articule toujours avec l'Autre et la logique du signifiant tel que montré dans le schéma L. Ce schéma L n'a besoin d'aucun objet ou sujet qui, au préalable, le supporterait. Le symbolique n'a pas de

---

[1] ID., « D'une question préliminaire à tout traitement possible de la psychose », in *Écrits*, Paris : Seuil, 1966, pp. 531-583.

[2] *Ibid.*, p. 577.

support imaginaire. La biographie du sujet ne sert plus de support à son inscription dans le langage. Le contenu ultime universellement explicatif du complexe d'Œdipe va dorénavant s'opposer à la logique même de l'inconscient. Si l'Œdipe devient une norme idéologique, une grille universelle d'interprétation et d'explication, ce mythe s'oppose radicalement à ce qui pourrait fonder la logique de l'inconscient et de la psychanalyse en tant que pratique fondée sur l'association libre et l'exception. L'Œdipe n'est pas le support du signifiant inconscient étant donné qu'il n'y a pas de support à l'inconscient dans la logique de ce dernier. La logique du signifiant suppose qu'on ne le rabatte pas sur une origine imaginaire ; elle exige donc de mettre de côté la question des origines et de l'étiologie.

Dans l'œuvre de Lacan, à partir de 1959, on observe que l'inconscient s'éloigne de l'idée de structure pour reprendre sa place dans la logique du signifiant et des discours. L'Autre n'existera plus que dans la dimension du signifiant entraîné dans sa course renversante qui se manifeste elle-même dans la ronde des discours : « L'inconscient n'est pas une notion (...) L'inconscient subvertit d'autant moins la théorie de la connaissance qu'il n'a rien à faire avec elle pour la raison que je viens de dire : à savoir qu'il lui est étranger (...) La structure, elle, c'est une notion. »[1] L'inconscient n'a rien à voir avec le discours de la connaissance qui définit, qui classifie, qui structure. La logique du signifiant se dégage du support de la réalité comme nous le verrons dans la deuxième partie de cet ouvrage.

---

[1] Id., *Radiophonie dans Scilicet 2/3*, Paris : Seuil, 1970, p. 19.

2. Délire comme régression, autothérapie et suppléance

Le délire est une régression

L'idée qu'il y aurait trois mécanismes déterminant trois modes d'être ou structures - soit le refoulement (*Verdrängung*), le déni (*Verleugnung*) et la forclusion (*Verwerfung*) - n'est pas une thèse freudienne. Chez Freud, tout être humain se situe dans le mécanisme du refoulement. Que ce soit pour lesdites névroses de transfert (nos actuelles névroses) ou les névroses narcissiques (nos psychoses), il s'agit toujours de refoulement. Les phénomènes propres à la psychose s'inscrivent chez Freud toujours dans cette dynamique du refoulement.

Les différentes manifestations de la psychose (confusion hallucinatoire, psychonévrose, paraphrénie, paranoïa…) ne font pas l'objet d'un mécanisme différent du refoulement mais de modalités différentes de ce refoulement avec ses conséquences sur l'investissement de l'objet, du transfert et des possibilités d'être traité par la psychanalyse.

À l'époque de la ***Traumdeutung***, refoulement, rêve et régression constituent un ensemble logique qui sert de modèle pour les névroses mais aussi pour des phénomènes comme l'hallucination ou la paranoïa : « Pour les hallucinations de l'hystérie, de la paranoïa, pour les visions des normaux, je puis donner une explication: elles correspondent effectivement à des régressions, c'est-à-dire qu'elles sont des pensées transformées en images, et seules subsistent à cette transformation les pensées qui sont en relations intimes avec des souvenirs réprimés ou demeurés inconscients. »[1] Les hallucinations semblent comparables aux délires et sont donc des transformations régressives des pensées ou des fixations. L'accomplissement hallucinatoire

---

[1] LALOUE (R.), *La psychose selon Freud*, Paris : L'Harmattan, Collections Études Psychanalytiques, 2000, p. 67.

du désir, comme dans le rêve, est conçu comme le résultat d'une régression telle que le système perceptif se trouve investi par les excitations internes. C'est donc le mode de fonctionnement interne de l'appareil psychique qui décide de la réalité représentée.

De nombreux courants psychanalytiques se sont justifiés de ces passages pour défendre une hypothèse génétique : le délire serait une régression, c'est-à-dire le retour de la conscience à un stade archaïque du développement, une régression fantasmatique vers des désirs de la prime enfance, un retour vers les époques où le ça domine la vie pulsionnelle avant l'apparition d'une capacité de métaconscience autocritique. Le délire se résumerait aux expériences normales de la prime enfance. [1] Une telle causalité de la régression va parfois amener des thérapeutes à adopter des attitudes absurdes voire « délirantes » mettant, par exemple, les adultes en situation de régression aux stades où le blocage ou la fixation se serait produite afin de leur permettre, au moyen d'une attitude compensant le manque d'affection à l'origine du trauma, de retraverser le stade ou la phase incriminée pour atténuer ou faire disparaître la pathologie.[2] L'histoire de nombreuses thérapies anaclitiques

---

[1] C'est d'ailleurs aussi l'explication souvent reprise par les milieux antipsychiatriques des années 1960 et 1970 pour justifier leur refus de la nosographie psychiatrique classique.

[2] Un autre psychanalyste qui défend des idées similaires est **Silvano Arieti**. Il pense que la schizophrénie se caractérise, sous l'effet d'une puissante anxiété, née dans l'enfance, par une régression téléologique, un « niveau paléontologique d'intégration symbolique ». Le schizophrène reviendrait ainsi à des logiques régressives pour résoudre ses conflits et autres problèmes. Il se construirait ainsi un monde à partir d'une causalité archaïque qui ne tient pas compte de son objectivité. Le patient schizophrène confondrait ainsi le monde physique et le monde psychologique et au lieu de chercher, à propos d'un fait, une explication physique, il trouverait la cause dans une motivation qui lui serait personnelle. (FAUGERAS [P.], « La folie en partage », avec Gaetano Beneditti, in *Évolution psychatrique*, 2016, vol.

qui vont de **Secheyaye** ou Mélanie **Klein** aux théories actuelles sur le traumatisme est longue et continue à s'écrire.[1]

81, n° 1, pp. 1-16.) Le travail du soignant ou thérapeute consisterait en un travail de traduction d'une logique paléologique ou logique archaïque en logique aristotélicienne ou consensuelle. **Gaetano Benedetti** reprend ces idées d'Arieti et les développe : la théorie est toujours une co-construction du patient et du thérapeute au même titre que le symptôme. À partir de là, Benedetti pense qu'il est important que le thérapeute partage le délire de son patient et qu'ainsi le signe délirant devienne proto symbole. « Le thérapeute ne se situe pas dans le surplomb qu'assure une position interprétative et non plus dans une visée délibérément socialisante ou rééducative, mais plutôt dans une position symétrique, en miroir, livrant à son tour des associations que la parole de la patiente évoque en elle, sans même le souci de possiblement en saisir le sens où la portée. » (FAUGERAS [P.], *op. cit.*, p. 10). Le thérapeute serait ainsi contraint de se soumettre partiellement aux exigences dissociatives et projectives que la pathologie du sujet impose. Il s'agit dès lors d'une identification partielle au patient et à son délire. Le thérapeute accepte l'ordre que la psychose dans sa folie impose mais sans pour autant y adhérer. Il s'agit d'éviter la « folie à deux » mais de se tenir dans cette position inconfortable qui consiste à avoir un pied à l'intérieur du délire du patient et un pied en dehors. Le thérapeute doit prendre pied dans le monde, halluciné, du patient. C'est ainsi que va se constituer ce que Benedetti appellera le « sujet transitionnel », une zone commune intersubjective et pas seulement interpersonnelle.

[1] La Belgique, à la fin des années 1990 a connu ainsi un débat passionnel au sujet d'une institution pour enfants et adolescents à Chastre : « La petite maison ». Son directeur médical de l'époque avait appliqué en dogme ces théories de la régression et mis en place un programme de soins impliquant que les adolescents perturbés soient, par le biais de langes ou encore de biberons, ramenés à des stades censés être les étapes de vie traumatisantes. Une commission d'experts désignés par l'administration de la Communauté française avait conclu que certaines de ces théories constituaient des graves atteintes aux Droits Humains.

L'autothérapie de Schreber

Les psychanalystes qui soutiennent que le délire est une sorte d'autothérapie s'appuient sur certains textes de Freud et surtout sur son texte de 1911 relatif au Président Schreber. Freud y développe ce qui restera sa théorie classique de la psychose. La psychose en question y est assimilée à une névrose narcissique : Schreber refoule sa pulsion homosexuelle et régresse au stade du narcissisme. Freud décrit ainsi les trois étapes du processus psychotique :

1. Retrait du monde externe
2. Réinvestissement narcissique du moi
3. Délire qui se pose comme tentative de reconstruction du monde

« Le paranoïaque rebâtit l'univers, non pas à la vérité plus splendide, mais du moins qu'il puisse de nouveau y vivre. Il le rebâtit au moyen de son travail délirant. Ce que nous prenons pour une production morbide, la formation du délire, est en réalité une tentative de guérison, une reconstruction (…) La démence précoce ne se compose pas que de symptômes découlant du détachement de la libido des objets. Beaucoup de signes parviennent de la tentative faite par elle de retourner aux objets donc correspondent à une tentative de restitution ou de guérison. »[1] Le délire est donc secondaire et constitue une tentative de guérison, un travail rigoureux du patient qui produit une forme originale, une véritable création de la pensée en vue de répondre à l'effondrement qu'il a subi. Ce n'est pas une errance de l'esprit arbitraire, une aberration, c'est au contraire une tentative rigoureuse de bâtir un monde et d'éviter une totale déstructuration de sa pensée. Le délire a une fonction dans l'économie psychique du sujet. Le déni (*Verleugnung*) de la réalité est le refus par le sujet de reconnaître l'existence d'un événement intolérable pour lui ; cet évènement est un

---

[1] LALOUE (R.), *op. cit.*, p. 184.

traumatisme dans le psychisme du sujet qui se défend par le déni ou le rejet de la représentation de l'événement et de l'affect qui y est lié. Par ce rejet, la représentation n'arrive pas jusqu'au Moi mais les traces mnésiques inscrites dans l'inconscient font retour dans la réalité sous forme de délire. Le délire comme construction d'une néo-réalité succède donc à un premier temps défensif qui est celui du déni ou du rejet. Le sujet reconstruit un monde dans lequel il peut continuer à vivre. Le délire a ainsi une fonction de suppléance. Toute la question sera de savoir si le thérapeute psychanalyste a une place à prendre dans cette tentative de guérison et si oui, laquelle ?

Suppléance du déficit symbolique

L'idée du délire comme autothérapie, comme suppléance, comme construction du sujet venant combler un déficit symbolique est également présente chez Lacan à l'époque de son séminaire sur la Psychose en 1955-1956 : le délire tente de construire pour le sujet psychotique une signification qui ne lui est pas garantie par une filiation symbolique : « La cascade des remaniements signifiants se stabilise dans la métaphore délirante. »[1] Le délire en tant que métaphore délirante vient suppléer à la métaphore paternelle, vient compenser la forclusion du Nom-du-Père. Le psychotique, de par cette forclusion, de par ce manque de signifiant en serait réduit à construire des significations imaginaires, des béquilles imaginaires pour compenser l'absence de ce signifiant. Mais parfois ces béquilles sont insuffisantes. Le délire vient alors comme signification fantaisiste à l'énigme posée par ce choix et ces significations sont voulues par l'autre qui me hait (persécution), m'aime (érotomanie), m'envie (jalousie), etc. Le délire vient donner réponse à ce qui pose problème dans la relation à l'autre : « un

---

[1] LACAN (J.), « D'une question préliminaire à tout traitement possible de la psychose », cit., p. 577.

foisonnement imaginaire de modes d'êtres qui sont autant de relations au petit autre. »[1]

La dernière partie de cet ouvrage nous permettra d'aborder autrement l'œuvre de Lacan et de concevoir de manière très différente le délire et les possibilités de traitement. Mais avant cela, voyons comment ces différentes théories psychanalytiques se sont traduites en méthodes thérapeutiques.

3. De l'interprétation à la position du secrétaire

Interpréter les dits du délire

Certains psychiatres et psychanalystes se sont justifiés ou se justifient encore de l'assimilation freudienne du délire et du rêve pour préconiser l'interprétation du contenu du délire et sa transmission au patient. Si le délire est cet inconscient à ciel ouvert ou une construction porteuse de vérité émanant des désirs et fantasmes enfouis dans l'inconscient, le thérapeute se doit de déchiffrer ces propos et de restituer au patient le décodage de son discours énigmatique. Le rôle du thérapeute est d'ordonner, réarranger les énoncés du patient et leur donner du sens, fidèle ainsi à la technique psychanalytique enseignée par Freud.[2]

---

[1] LACAN J., *Le séminaire Livre III*, cit., p. 289.

[2] En 1909, dans *Analyse d'une phobie chez un enfant de cinq ans (cas du petit Hans)*, Freud écrit : « Au cours d'une psychanalyse, le médecin donne toujours au malade dans une mesure plus ou moins grande selon le cas, les représentations conscientes anticipées à l'aide desquelles il sera à même de reconnaître et de saisir ce qui est inconscient. » (LALOUE [R.], *Op.cit.*, p. 126.) En 1910, dans *Perspectives d'avenir de la thérapeutique analytique*, Freud répète la même conception de l'interprétation : « Le traitement comporte deux parties : le médecin se livre à un travail de déduction et fait part au patient de ce qu'il a déduit et, d'autre part, le patient retravaille ce que lui a dit le médecin. Le mécanisme de notre méthode curative est aisé à comprendre.

C'est ainsi qu'au début du XXème siècle, de nombreux psychiatres et psychanalystes encouragés par certains écrits de Freud considéraient que le traitement psychanalytique des psychoses passait par l'interprétation des énoncés, des paroles exprimées dans le délire. A Burghölzli, la fameuse clinique zurichoise dirigée par Eugen **Bleuler**, un groupe d'analystes (Jung, Maeder, Brill, Abraham, Itten) tentèrent d'appliquer ces méthodes d'interprétation aux symptômes de leurs patients psychotiques mais durent très vite reconnaître le manque de résultat de cette pratique. Suite à ces échecs, cette méthode a évolué et a dû s'adapter rapidement : pour ne citer qu'un exemple, vers 1912, un psychiatre suédois, Paul **Bjerre** montre le rôle secondaire de l'interprétation. Il accepte d'emblée le délire du patient mais le confronte à la réalité. Il pousse le *reality testing* aussi loin que les thérapeutes cognitivistes plusieurs décennies plus tard, puisqu'il adresse des lettres à des personnalités haut placées qui étaient censées former un complot contre sa patiente afin de la confronter au contenu de ses idées délirantes.[1]

Ainsi que le disait Frieda **Fromm-Reichmann**, [2] la fonction du psychanalyste s'est assez vite déplacée de l'interprétation vers la création d'une relation, d'une rencontre permettant progressivement une stabilisation et une resocialisation. Le modèle de la fonction du secrétaire s'inscrit dans la continuité de cette approche.

Nous donnons au patient une idée consciente d'expectation dont la ressemblance avec l'idée inconsciente refoulée l'amène à retrouver lui-même celle-ci » (FREUD [S.], « Perspectives d'avenir de la thérapeutique analytique » in *La technique psychanalytique*, Paris : Presses Universitaires de France, 1953, p. 24.)

[1] MÜLLER (C.), *Études sur la psychothérapie des psychoses*, Paris : L'Harmattan, Psychanalyse et Civilisations, 1982, p. 29.

[2] Frieda Fromm-Reichmann (1889-1957), en 1953, déclare, au sujet des psychothérapie des patients psychotiques, qu'il aura fallu une décade pour comprendre mais interpréter à l'excès, une décade pour établir une relation et une décade pour apprendre à s'en servir.

Soutenir la tentative d'autoguérison

Si le délire est une tentative de reconstruction de la réalité, le patient a-t-il besoin du thérapeute pour ce travail ? Le soignant peut-il soutenir cette construction ? Doit-il poursuivre la dynamique que le délire met en mouvement ? Et même s'il en avait l'intention, est-ce possible ? Freud ne semble pas en être convaincu. A maintes reprises, il a écrit que les paraphrènes ne pouvaient pas s'inscrire dans un traitement psychanalytique. La raison est métapsychologique : après le processus de refoulement, la libido qui a été retirée de l'objet du refoulement ne cherche pas un nouvel objet mais se replie dans le moi ; les investissements d'objets sont abandonnés et la personne est dans un état anobjectal primitif de narcissisme. Cela permet d'expliquer l'apathie, le désintérêt pour le monde extérieur mais aussi l'inaptitude de ces patients pour le transfert : « Les paraphrènes présentent deux traits de caractère fondamentaux : le délire de grandeur et le fait qu'ils détournent leur intérêt du monde extérieur (personnes et choses). Par suite de cette dernière transformation, ils se soustraient à l'influence de la psychanalyse et deviennent inaccessibles à nos efforts pour les guérir. »[1]

En 1925, dans *Ma vie et la psychanalyse*, il confirme cela : « Là où la tendance au transfert affectif manque ou est devenue tout à fait négative, comme dans la démence précoce ou la paranoïa, la possibilité d'influencer psychiquement le malade n'existe du même coup plus (...) La capacité de faire un transfert positif manque en général au malade atteint de psychose, de telle sorte que le principal instrument de la technique analytique est inutilisable. » Un peu plus loin dans le même texte, Freud nuance toutefois ces propos : « mais ces malades sont parfois abordables par quelque côté. Le transfert n'est pas si totalement absent que

---

[1] FREUD (S.), « Pour introduire le narcissisme » in *La Vie Sexuelle*, Paris : Presses Universitaires de France, 1969, p. 82.

l'on ne puisse grâce à lui progresser un bon bout de chemin ; dans les dépressions cycliques, les altérations paranoïaques légères, dans les schizophrénies partielles, on a obtenu grâce à l'analyse d'indubitables succès. »[1]

Il est possible, comme nous venons de le faire, de quelque peu nuancer cette position, mais, globalement, on retrouve chez Freud à partir de 1914 le même pessimisme que chez son contemporain Kraepelin bien que pour des raisons bien différentes et à partir d'une conception du délire totalement autre. Ce ne sera pas le cas de Jacques Lacan qui a toujours défendu que les psychanalystes devaient suivre les patients souffrant de troubles psychotiques. Mais la notion de structure psychotique et la conception du délire comme tentative d'autoguérison, comme reconstruction de la réalité, ont amené certains psychanalystes à définir la position de secrétaire comme la plus appropriée à cet accompagnement du délire.

La fonction de secrétaire

Face à l'échec de la méthode d'interprétation classique, certains psychanalystes vont se contenter de tolérer le délire sans s'y opposer, de l'accompagner dans son élaboration tout en essayant de renforcer sa sociabilité, d'organiser les éléments déliés du délire. Les psychanalystes des écoles lacaniennes vont adopter cette approche et la préciser jusqu'à la comparer à la fonction du secrétaire. La position de Lacan en 1932 décrite dans sa thèse sur la paranoïa[2] semble être à l'origine de cette position. Un des meilleurs travaux effectués à ce sujet est sans aucun doute l'ouvrage de Jean **Allouch**, *Marguerite ou l'Aimée de Lacan* ;[3] il nous y offre une remarquable analyse de la thèse de Lacan et décrit ce

---

[1] LALOUE (R.), *Op.cit.*, p. 211.

[2] LACAN (J.), *De la psychose paranoïaque dans ses rapports avec la personnalité*, Paris : Éditions du Seuil, 1975.

[3] ALLOUCH (J.), *Marguerite ou l'Aimée de Lacan*, Paris : E.P.E.L., 1990.

que pourrait être une position psychanalytique face à la personne considérée comme psychotique. Au contraire de la position classique des psychiatres qui consiste à vouloir ramener le discours psychotique au sein de la logique commune, le psychanalyste devrait aller sur le terrain du psychotique, s'inscrire non pas dans le délire psychotique mais bien dans la microsociété à laquelle il a à faire, comme le fait en quelque sorte un secrétaire. Cette position de secrétaire consisterait en une tentative d'adaptation des idées et du comportement de la personne présentant un délire. Il s'agirait de traduire ses comportements et ses propos dans des termes et des limites acceptables par la société. Le bon secrétaire certes écoute, mais prend aussi note et aménage les choses de la réalité, tempère son patron si nécessaire. Il n'est pas un greffier qui se limiterait à un travail d'enregistrement de type dactylo recopiant exactement ce que dit le patient. Un bon secrétaire ne va pas se régler sur la demande de celui de qui on est le secrétaire. Il doit savoir régler son action sur le désir du sujet, non pas sur la demande. Une lettre dictée sous le coup de la colère ne doit ainsi pas être envoyée immédiatement. De même le psychanalyste secrétaire sait rendre parlants les phénomènes de la folie / psychose en les transposant dans la logique commune. Il doit les rendre plus conformes à la réalité de la vie en collectivité et aussi faire accepter son patient par le groupe social, « socialiser le délire ». Il pourrait ainsi, par exemple, proposer au patient de faire appel à un tiers au lieu de passer lui-même directement à l'acte. En cas de conflit avec son voisin, le thérapeute conseillera le recours à un avocat en espérant ainsi éviter le jet d'un pavé dans les carreaux du dit voisin. Il essayera de concilier la volonté du patient avec les exigences d'une vie en communauté.

Mais cette volonté de faire accepter le discours de son patient par le groupe social peut également se manifester de manière encore plus active et s'exprimer dans l'intention du soignant de faire adopter son patient par ce même groupe social. « Le secrétaire est aussi directeur d'âme au sens fort de ce terme, au sens de révélateur du désir, fut-ce au mépris du bien de celle qu'il dirige. » Le secrétaire est alors celui qui fera en sorte que la folle soit reconnue comme sainte ou le fou comme artiste. Il devient dès lors le témoin de la vérité du délire, là où le psychiatre classique en fait le symptôme d'une psychose. À l'instar d'un Jean Maillard secrétaire de Louise du Néant ou encore d'un Dom Claude Martin publiant les écrits de Marie de l'Incarnation, le psychiatre secrétaire défend et fait reconnaître le statut d'artiste ou de Saint de son patient. Ainsi, Lacan élève au nom d'auteur la personne de Marguerite Anzieu en publiant dans sa thèse les écrits de celle qu'il nomme Aimée. Il publie ses textes, écrit son cas, fait valoir ce savoir qu'elle invente, fait connaître ses créations littéraires. Le rôle de secrétaire devient ainsi un rôle actif et intervenant. « On le voit clairement avec cette promotion des auteurs, corrélative de la publication d'un certain nombre de ses écrits dans la thèse de Lacan, la fonction de secrétaire qu'il assume ce faisant participe pleinement de ce qui s'est appelé 'direction d'âme'. Celui qui se met sous la dictée n'est pas passif pour autant, il ne s'identifie pas à un magnétophone (...) Discerner ce qu'aura été l'expérience (de la sainteté, la folie) est quelque chose qui se joue dans l'interlocution de la Sainte et de son confesseur, de la malade et de son psychiatre, quelque chose qui peut tantôt revenir à l'un, tantôt à l'autre. »[1] Le psychotique est essentiellement en position de témoin de ce qui lui arrive et le psychanalyste / thérapeute est celui qui va prendre ce témoignage au pied de la lettre et qui va le constituer comme tel. « Le directeur d'âme est quelqu'un de soumis ; il dirige, certes, mais pas d'en haut, pas en tant que maîtrise en toute chose. Il ne peut le faire qu'en voulant, au contraire, ce qui le

---

[1] *Ibid.*, p. 501.

dépasse lui-même, et qui dépasse aussi, quoiqu'autrement, l'âme dont il a la charge. »[1]

Cela modifie radicalement l'idée classique du transfert : le secrétaire suppose le savoir chez la patiente, alors que classiquement, c'est le patient qui suppose un savoir à son thérapeute ou à son médecin. Il s'agit là d'une différence entre Freud et Lacan. Là où Freud soutient qu'il n'y a pas de transfert dans la psychose parce qu'il manque cette part de libido flottante dont peut se saisir le psychanalyste pour installer le transfert et permettre ainsi la cure psychanalytique, Lacan, au contraire, pense que le délire est ce par quoi un sujet entre « à pleines voiles dans le domaine de l'intersubjectivité. » [2] Ainsi le transfert psychotique supposé inexistant par Freud est sans doute devenu chez Lacan l'exemple même de tout transfert. Ce qui différencierait le transfert du psychotique avec celui du névrosé, serait que là où le névrosé transfère, le psychotique pose transférentiellement : « Il pose transférentiellement, ainsi que le fait le psychanalyste pour chaque demande qui lui est adressée. Schreber pose transférentiellement une érotomanie divine, autrement dit se pose comme objet possible d'un transfert en faisant savoir ce que l'Autre lui fait savoir. » [3] Ainsi Lacan a-t-il pu dire que le transfert psychotique est d'abord un transfert *au* psychotique. Sa patiente est Aimée, pas aimante. Cette position questionne bien sûr le désir du thérapeute psychanalyste. Il ne s'agit dès lors plus seulement d'adapter le discours ou le comportement du patient à la réalité et aux exigences du social mais bien de transmettre le savoir de son patient, et non seulement de transmettre mais également de se faire son porte-parole.

---

1 *Ibid.*
2 *Ibid.*, p. 510.
3 *Ibid.*, p. 522.

Nous reviendrons sur la question du transfert mais retenons que le psychanalyste n'est plus dès lors dans une écoute passive de la construction du délire du patient ; il devient actif par rapport au discours de l'analysant. Il donne forme au discours du patient et permet que ce discours évolue afin de faire apparaître la vérité inhérente au délire. Cela se rapproche de la position que nous voudrions défendre dans la deuxième partie de cet ouvrage. En revanche, la position de départ reste épistémologiquement comparable à celle de la psychiatrie classique : là où le délire du schizophrène marque sa maladie mentale, ici le délire du psychotique révèle sa structure particulière provoquée par la forclusion du Nom-du-Père.

Considérer qu'il existe une différence nette entre les petites folies de tout un chacun et la grande folie de certains patients psychiatriques, entre névroses et psychoses, entre les angoisses, les variations d'humeur, les croyances interprétatives voire les hallucinations du commun des mortels et les symptômes des patients souffrant par exemple de troubles schizophréniques est un choix. Un choix auquel rien n'oblige mais qui a bien sûr d'importantes implications sur les soins ou le type de prise en charge proposé. Ce choix est clair au sein de l'histoire de la psychiatrie classique qui a toujours tenté de classifier les soi-disant maladies mentales censées séparer patients et non patients bénéficiant d'une bonne santé mentale alors que l'évolution du DSM avec son impressionnante extension de troubles montre bien l'écueil d'une éventuelle délimitation des ensembles. Mais c'est aussi un choix fait par certains qui se revendiquent de la psychanalyse. La séparation entre névrose et psychose pourrait se justifier sur base du Séminaire sur la Psychose, de certains textes qui lui sont à peine postérieurs et de l'énorme littérature psychanalytique qui depuis lors tente de décrire et définir le mécanisme et les symptômes propres à une soi-disant structure psychotique. Freud, lui, n'a jamais sorti la psychose du champ du refoulement : les phénomènes propres à la psychose s'inscrivent toujours dans la dynamique du refoulement. Les différentes manifestations de la psychose, nous l'avons vu précédemment, ne font pas l'objet d'un mécanisme différent du refoulement mais de modalités différentes de celui-ci avec ses inévitables conséquences sur l'investissement de l'objet, sur le transfert ou encore sur les possibilités d'être traitée par la psychanalyse. Lacan, lui, n'a jamais sorti la psychose du champ du signifiant, de l'Autre et du transfert. La thématique introductive du Nom-du-Père s'étend essentiellement chez Lacan sur quatre années, de 1955 à 1958, et le concept du Nom-du-Père apparaît comme le support nominal pour le symbolique à partir de sa lecture et de celle d'Hippolyte du texte de Freud sur la *Verneinung*. Mais dès 1959, Lacan développe une logique du signifiant qui ne s'étaye plus sur un symbolique lié au mythe œdipien. Le discours psychanalytique devient celui de la logique de l'inconscient en tant qu'il se différencie d'une logique de la connaissance et de la réalité. Cette évolution de la pensée de Lacan l'amène au modèle des mathématiques et de la topologie entre autres parce que ces deux disciplines exigent une rigueur mais ne se basent pas sur la réalité ou la notion de vérité. On retrouve ces modèles dans le séminaire sur Joyce : ce qui intéresse Lacan à cette époque est l'articulation entre le réel, le symbolique et l'imaginaire et comment des mécanismes de suppléance peuvent corriger les défauts de nouage. Il n'y est plus question ni de structure psychotique, ni de forclusion du Nom-du-Père.

Choisir son modèle de classification est un choix que doit opérer chaque soignant et ce choix n'est pas sans importance : la manière de définir et de classifier un phénomène psychiatrique nous semble déterminant pour la manière de l'aborder. Séparer radicalement névrose et psychose peut être le choix du soignant mais il n'est pas nécessaire. Pour les psychanalystes et ceux qui se revendiquent de la psychanalyse, ce choix est déterminant pour la logique psychanalytique qu'on décide de suivre. Soit le psychanalyste estime que le diagnostic différentiel névrose / psychose / perversion est indispensable pour la bonne direction de son travail et la psychanalyse se présente comme un autre savoir qui, entre autres, propose une alternative à la nosographie psychiatrique (les dites structures) et une autre grille de connaissance psychologique (le mythe œdipien) ; soit le psychanalyste refuse cette distinction nosographique et ces repères biographiques et suit la logique du signifiant et du discours qui se différencie de la logique de toute connaissance, qu'elle soit classificatoire ou psychologique. C'est cette orientation que nous aborderons ultérieurement.

C. La phénoménologie : le délire comme symptôme d'une expérience subjective différente

Il ne serait pas correct de donner ici un résumé simpliste des conceptions phénoménologiques du délire ou de la psychose alors qu'il existe, au sein même de ce courant, une multitude de conceptions différentes. Mais, même si la phénoménologie a connu l'acmé de son influence dans les années 1950 et que, malheureusement, elle n'est plus qu'insuffisamment une référence pour la psychiatrie contemporaine, les quelques auteurs que nous voudrions rappeler ici ont participé à l'histoire des théories sur la folie et le délire et leur influence aujourd'hui reste majeure.

Nous connaissons les principes de base de l'attitude phénoménologique en psychiatrie : les phénomènes psychiatriques ne trouvent pas leur fondement dans la psychologie mais dans une manière d'être-au-monde. Cette manière d'être-au-monde se dévoile par un vécu spécifique de l'espace, du temps et d'autrui. Pour permettre la rencontre avec le patient qui incarne cette modalité d'être-au-monde, il s'agit pour le soignant de suspendre toute notion de causalité et de s'effacer en tant qu'ego. Ce sont là les conditions nécessaires à ce que le monde apparaisse comme phénomène.

Mais à partir de ces principes fondateurs, nous pourrions soutenir que la phénoménologie psychiatrique a toujours oscillé entre deux positions : d'une part elle refuse une distinction qualitative entre les différentes manières d'être-au-monde, entre une manière d'être-au-monde « normale » et d'autres qui seraient considérées comme pathologiques - la phénoménologie se doit en effet d'être indifférente à la distinction entre le normal et le pathologique puisque la réduction phénoménologique suspend toutes les thèses de valeur et donc de normativité. Mais, d'autre part, en restant attachée à la nosographie psychiatrique classique et à ses descriptions cliniques, la psychiatrie d'inspiration phénoménologique dérive inévitablement vers les définitions de ce qui serait spécifique à l'être au monde schizophrénique, par exemple. Elle débouche inévitablement sur la distinction des symptômes et des phénomènes et réintroduit en son propre sein le concept de maladie sous des formes à peine cachées : l'inauthenticité, la puissance de l'Anti Eidos de **von Gebsattel**, la perte de contact avec la réalité de **Minkowski**, la perte de l'évidence naturelle de **Blankenburg**, le *Typus melancholicus* de **Tellenbach**, etc.

Nous ne retracerons pas toutes les conceptions phénoménologiques de la psychose ou du délire - Arthur **Tatossian** a parfaitement accompli ce travail.[1] Nous nous limiterons plutôt à rappeler rapidement les positions de trois auteurs apparentés à ce courant : Karl Jaspers, Eugène Minkowski et Ludwig Binswanger. L'intérêt présenté par ces auteurs est qu'ils ne se sont pas satisfaits des définitions classiques de la psychiatrie et qu'ils ont tenté de les renouveler à partir de l'apport de la phénoménologie.

---

[1] TATOSSIAN (A.), *Op. cit.*

1. Le délire comme incompréhensibilité

Arthur Tatossian, dans *La Phénoménologie des psychoses*, situe Karl Jaspers hors de la psychopathologie phénoménologique même si son œuvre en contient l'amorce : « elle est moins le début d'une nouvelle psychiatrie que le 'dépôt de bilan' de la psychiatrie classique. »[1] Jaspers, quoi qu'il en soit, ne s'est pas contenté de la définition du délire comme fausse croyance.

Idées erronées et idées délirantes

Jaspers a compris que la conviction, l'imperméabilité à l'expérience et l'invraisemblance du contenu ne suffisent pas à définir le délire ; on retrouve ces éléments dans une série de croyances populaires ou même au sein de croyances individuelles sans qu'il soit question de pathologie ou de psychose. Ce qui, pour lui, définit délire et psychose est davantage une expérience subjective radicalement autre sur laquelle viennent ensuite se greffer des croyances et pensées incompréhensibles. Il distingue dès lors les **idées erronées** qui peuvent se retrouver chez tout un chacun et qui trouvent une compréhension dans le contexte de vie de la personne et les **vraies idées délirantes** qui ne se comprennent pas:[2] « La

---

[1] *Ibid.*, p. 151.

[2] « On appelle d'une manière très vague idées délirantes tous les jugements faussés qui possèdent à un degré assez élevé des signes extérieurs suivants : 1° la conviction extraordinaire avec laquelle ils sont maintenus, certitude subjective remarquable ; 2° l'imperméabilité à l'expérience et aux réfutations logiques ; 3° l'invraisemblance du contenu. Cherchons à pénétrer plus profondément, au-delà de ces signes objectifs et plutôt extérieurs, l'essence psychologique des idées délirantes, et nous pourrons par suite diviser ces idées en deux catégories : les unes se déduisant de phénomènes affectifs ou d'autres expériences-perceptions trompeuses ; étrangeté du monde extérieur accompagnée d'une altération de la conscience - d'une manière qui nous est intelligible ; les autres ne laissant pas deviner de cause compréhensible et constituant par suite au point de vue psychologique quelque chose de

vieille définition de la paranoïa : 'un jugement faux, impossible à corriger' n'est plus de mise depuis qu'on a mis en relief des expériences subjectives des malades qui sont la source du délire (idées délirantes véritables), tandis que dans d'autres cas les états d'âme, les désirs, les instincts font naître les idées erronées (idée de surestimation, etc.) d'une manière plus ou moins compréhensibles. »[1]

Jaspers décrit le délire davantage comme une expérience que comme une (fausse) croyance. Ce qui distingue le délire de jalousie d'une jalousie plus commune n'est pas le thème mais la transformation formelle et totale de l'expérience dans le cas du délire psychotique. Ce n'est donc plus la thématique, la conviction ou l'incorrigibilité qui caractérisent le délire mais « l'expérience délirante primaire qui est à sa source », « l'expérience subjective transformée »[2]. Il s'agit d'une modification globale de l'appréhension du monde, d'une altération complète de la personnalité et de l'existence du sujet. Le monde et son sens familier sont transformés en perplexité oppressante :[3] « Seules sont appelées de vraies idées délirantes celles qui présentent à leur source une expérience pathologique primaire, ou qui exigent pour être expliquées la supposition d'une transformation de la personnalité. Nous appelons par contre idées erronées les idées délirantes dont nous pouvons psychologiquement

---

premier. Nous appellerons les premières des idées erronées, les dernières de véritables idées délirantes. Pour ces dernières, nous allons essayer de saisir l'état de fait qui en constitue le fond, le point de départ du délire, l'expérience délirante originelle. » (JASPERS [K.], *Psychopathologie Générale*, cit., pp. 84-85.)

[1] JASPERS (K.), *Op. cit.*, p. 533.

[2] *Ibid.*, p. 93.

[3] TROUBE (S.), LEPOUTRE (T.), LEVY (B.), JASPERS (K.), FREUD (S.), LACAN (J.) : « La question de la 'compréhension' en psychopathologie » in *PSN*, 2013/3, vol. 11, p.10.

trouver la source en remontant jusqu'à des affections, des instincts, des désirs et des craintes. »[1]

Compréhension statique et génétique

Toute la difficulté, pour Jaspers, sera bien entendu de décrire et de définir cette expérience délirante originelle. C'est là qu'apparaît la notion d'incompréhensibilité. Pour Jaspers, l'incompréhensibilité est le critère clinique majeur qui permet de distinguer le délire et la psychose. Il différencie pour cela compréhension statique et compréhension génétique. La compréhension statique est entendue comme une description et une compréhension des vécus tels qu'ils se présentent dans le discours des patients, tandis que la compréhension génétique relève de l'enchaînement des états psychologiques et des liens entre les intentions et les actes : « Par la compréhension statique (phénoménologie), nous saisissons pour ainsi dire la section transversale du psychique ; par la compréhension génétique (psychopathologie compréhensive), nous en saisissons la section longitudinale. » [2] Ce sont ces deux niveaux de compréhension qui permettent de distinguer les idées surévaluées et passionnelles des idées véritablement délirantes. « Cette compréhension génétique se heurte bientôt à des limites, surtout en psychopathologie. Des faits psychiques apparaissent entièrement nouveaux d'une manière incompréhensible. Ils se succèdent et ne naissent pourtant pas les uns des autres (…) Dans ce cas, la section longitudinale du psychique ne peut être comprise, même approximativement, dans sa genèse. Il faut lui trouver une cause explicative, comme on le fait pour les objets des sciences naturelles, ceux-ci ne pouvant pas être étudiés par le 'dedans' comme les faits psychologiques, mais par le

---

[1] JASPERS (K.), *Op. cit.*, p. 93.
[2] *Ibid.*, p. 25.

'dehors'. »[1] Une jalousie non-délirante peut être resituée dans le parcours de vie du sujet, dans ses traits de personnalité, tandis qu'une jalousie délirante viendra toujours, selon Jaspers, buter contre l'atmosphère délirante primaire. Cette expérience délirante primaire se manifeste par une rupture totale dans l'histoire du sujet et dans la continuité de ses états psychologiques. L'incompréhension de cette expérience primaire psychotique et des idées délirantes qui en découlent est une incompréhension qui n'est pas due à une limite du savoir. Elle est la conséquence d'un élément qui reste à définir mais qui brise la chaîne des motivations psychiques. Pour Jaspers, on sort ici du domaine de la compréhension pour en appeler à celui de l'explication. Jaspers place ainsi le délire et la psychose hors du domaine de la psychologie, hors compréhension.

L'évidence de la compréhension

Nous ne développerons pas davantage ces positions bien connues de Jaspers. Notre intérêt était de souligner que Jaspers, comme d'autres, a bien compris que la définition du délire comme jugement faux, impossible à corriger est insuffisante ou, comme il le dit lui-même, n'est plus de mise. Mais si, comme il le défend, la compréhension est la modalité principale d'appréhension des phénomènes psychopathologiques, cela soulève de nombreuses questions quant aux mécanismes mentaux du patient, du soignant et des mécanismes relationnels entre les deux puisque cette notion de compréhension psychologique n'a rien de scientifique et est totalement dépendante des capacités de compréhension, d'empathie et de la personnalité de l'observateur. Lacan figure parmi ceux qui ont le plus nettement critiqué cette notion de compréhension et son évidence : « la notion de compréhension a une signification

[1] *Ibid.*

très nette. C'est un ressort dont Jaspers a fait, sous le nom de relation de compréhension, le pivot de toute sa psychopathologie dite générale. Cela consiste à penser qu'y a des choses qui vont de soi, que, par exemple, quand quelqu'un est triste, c'est qu'il n'a pas ce que son cœur désire. Rien n'est plus faux - il y a des gens qui ont tout ce que leur cœur désire et qui sont tristes quand même. »[1] Toujours dans le même séminaire, Lacan précise que l'apport de la psychanalyse n'est pas, par le biais de l'interprétation, de mieux comprendre le malade. « Ce qui est faux c'est de s'imaginer que le sens dont il s'agit, c'est ce qui se comprend. Ce que nous aurions appris de nouveau, c'est à comprendre le malade. C'est là un pur mirage. »[2] Il insiste à la leçon suivante : « Commencer par ne pas croire que vous comprenez ! Partez de l'idée du malentendu fondamental. C'est une disposition première, faute de quoi il n'y a véritablement aucune raison que vous ne compreniez pas tout et n'importe quoi. »[3] Et encore un extrait qui pourrait être adressé à l'époque actuelle dominée par la clinique de l'empathie et la psychologie du bien-être : « Tout ce qui, dans le comportement humain, est de l'ordre psychologique est soumis à des anomalies si profondes, présente à tout moment des paradoxes si évidents, que le problème se pose de savoir ce qu'il faut y introduire pour que la chatte y retrouve ses petits. »[4] Bref, la compréhension est un leurre et ce qui spécifie le comportement et le discours humain est qu'ils sont tous deux fondamentalement incompréhensibles.

Retenons aussi de ces quelques extraits de *Psychopathologie générale* que, même s'il est critique par rapport à la définition psychiatrique classique du délire, Jaspers défend néanmoins

---

[1] LACAN (J.), *Le séminaire Livre III*, cit., p. 14.
[2] *Ibid.*
[3] *Ibid.*, p. 29.
[4] *Ibid.*, p. 16.

une différence qualitative entre psychose et normalité, entre psychose et non-psychose, du fait de cette séparation nette entre compréhension et explication. L'incompréhensibilité devient le critère du délire vrai. Jaspers sort ainsi le délire et la psychose du domaine de la psychologie. La psychose ne se comprend pas ;[1] elle s'explique par le biais des sciences naturelles.

2. Le délire comme manifestation d'une structure

Eugène **Minkowski** (1885-1972) a clairement marqué une rupture par rapport à la psychiatrie traditionnelle et fait partie de ces psychiatres qui ont tenté de penser la psychopathologie en termes de structure.[2] L'organisation des

---

[1] … alors que Freud défend pour toutes les pathologies une « volonté de comprendre ». L'interprétation est le travail propre au psychanalyste freudien qui repousse ou récuse l'incompréhensible. Les délires, que ce soit celui de Schreber ou de la Gradiva de Jensen, n'ont rien d'insensé ou d'incompréhensible : ils sont riches de sens ; ils comportent un sens caché, latent qu'il s'agit de dévoiler. Et ce sens est également l'élément de causalité de la pathologie. Pas question donc chez Freud de séparer compréhension et explication, puisque le sens, la signification du symptôme ou du délire est en même temps l'explication de la cause. Freud noue la causalité des pathologies aux rapports de signification. Il s'agit de déchiffrer le processus formateur du symptôme. Freud ne sacrifie jamais la causalité à la signification : la signification et la cause sont la même chose, la compréhension est l'explication.

[2] Classiquement, la notion de structure chez Lacan est associée aux travaux de Ferdinand de Saussure ou Claude Lévi-Strauss. Mais on oublie souvent l'influence de Minkowski. Or, en 1935, Lacan publie sous le titre « Psychologie et esthétique », dans la revue *Recherches philosophiques*, un compte-rendu de l'ouvrage de Minkowski. Il y fait l'éloge de Minkowski et reconnaît la valeur de la notion de *structure :* « La nouveauté méthodique des aperçus du Dr Minkowski est leur référence au point de vue de la structure, point de vue assez étranger, semble-t-il, aux conceptions des psychiatres français, pour que beaucoup croient encore qu'il s'agit là d'un équivalent de la psychologie des facultés. Les faits de structure se révèlent à l'observateur dans cette cohérence formelle que montre la conscience

diagnostics psychiatriques en ces termes est généralement associée à l'introduction de la psychopathologie dans le champ psychiatrique.

Certains psychiatres ont refusé les concepts de maladies et de syndromes qui font l'impasse sur le vécu du sujet. Leur volonté est d'arriver à un dépassement des apparences immédiates de la clinique par une connaissance des mécanismes cachés : préciser la structure du patient, sa manière d'être au monde, son inscription dans le langage, son positionnement par rapport à l'espace, au temps mais aussi par rapport aux autres. Les structures renvoient donc surtout à des références anthropologiques, aux repères propres à l'existence et vont servir de modèle nosographique aux psychiatres proches de la phénoménologie et de la psychanalyse.

La deuxième partie de son ouvrage principal, *Le temps vécu*,[1] est consacrée à la structure spatio-temporelle des troubles mentaux. Il y décrit comment la structure (au singulier) des pathologies mentales est constituée des grandes et fondamentales altérations de l'existence : les rapports avec le temps comme dans la dépression, la mélancolie ou la manie, et l'altération des rapports à l'espace, comme dans l'automatisme mental : « Le syndrome mental

---

morbide dans ses différents types et qui unit dans chacun d'eux de façon originale les formes qui s'y saisissent de l'identification du moi, de la personne, de l'objet – de l'intentionnalisation des chocs de la réalité – des assertions logiques, causales, spatiales et temporelles. » (LACAN [J.], « Psychologie et esthétique », cit., p. 424.) Lacan précise encore qu'il ne faut pas s'arrêter aux déclarations et dires du patient mais qu'il faut, au-delà de ce langage, pénétrer la réalité de son expérience vécue pour pouvoir déterminer comment le patient vit la perspective temporelle. Lacan reconnaît donc le terme « structure » dès 1935 mais le moment clé de la théorisation de ce que seraient ces différentes structures psychiques est sans doute l'année 1955-56 et la présentation de son Séminaire sur la Psychose.

[1] MINKOWSKI (E.), *Le temps vécu*, Paris : Presses Universitaires de France, 1995.

n'est plus pour nous une simple association de symptômes, mais l'expression d'une modification profonde et caractéristique de la personnalité humaine tout entière (...) Nous voyons ainsi poindre à l'horizon un problème nouveau : pénétrer par-delà les éléments idéiques et même les facteurs émotionnels d'un syndrome jusqu'à la structure de la personnalité morbide qui leur sert de charpente et aux uns et aux autres. Les dérivations constatées ainsi par rapport à la structure de la personnalité normale, nous permettront d'établir en dernier lieu, les modalités des troubles générateurs se trouvant à la base des divers tableaux psychopathologiques. »[1] Son objectif est d'atteindre la structure de personnalité derrière le syndrome qui n'est qu'un assemblage d'observations psychologiques (« idéiques » et « émotionnelles ») : « Pénétrer par-delà les éléments idéiques et même les facteurs émotionnels d'un syndrome jusqu'à la structure intime de la personnalité morbide qui leur sert de charpente et aux uns et aux autres. »[2]

C'est l'aspect structural qui constitue « la charpente intime du syndrome, qui conditionne l'agencement de ses éléments et qui nous explique enfin pourquoi notre raisonnement n'a plus aucune prise sur les idées délirantes de notre malade (...) Il ne sera plus question d'un trouble se rapportant à une fonction quelconque, mais d'une modification générale de la structure de la vie psychique, en tant que d'un tout indivisible. Au premier plan se trouvera non pas 'être malade', mais 'être différent' qui évidemment par la suite seulement, pourra, pour nos besoins médicaux, être interprété comme expression d'une modification pathologique (...) Cette attitude sera l'attitude phénomèno-psychopathologique. »[3]

---

[1] *Ibid.*, pp. 211-213.
[2] *Ibid.*, p. 213.
[3] *Ibid.*, p. 233.

Retenons donc que Minkowski oppose l'aspect idéo-affectif du délire et l'aspect spatio-temporel de la structure morbide ; si l'aspect idéo-affectif est d'ordre psychologique, l'aspect spatio-temporel est structural et anthropologique. En réponse à Jaspers, Minkowski défend que l'incompréhensibilité du délire disparaît lorsqu'on quitte le plan idéo-affectif psychologique pour le plan structural du temps et de l'espace. Mais ces altérations structurales restent des phénomènes étrangers au psychisme normal. Il subsiste malgré tout une différence qualitative entre la personne normale et ledit malade mental. « *Le délire reste ici compris comme négativité, altération, perte.* »[1]

3. Le délire comme projet-du-monde et conscience

Cette définition de la psychose comme perte ou déficience, nous allons la retrouver chez Ludwig **Binswanger**. La position de Binswanger n'est pas très éloignée de celle de Minkowski. Il ne remet pas fondamentalement en question la sémiologie ou la nosographie de la psychiatrie classique et cite régulièrement Kretschmer ou Kraepelin comme références nosographiques. Binswanger ne critique pas la définition classique du délire mais, pour lui, ce n'est qu'un des symptômes décrits classiquement par les psychiatres pour poser un diagnostic de schizophrénie.

L'être-au-monde psychotique

Les symptômes n'intéressent pas Binswanger outre mesure. Ce qui l'intéresse, c'est la structure sous-jacente au délire, c'est la constitution de l'être-au-monde particulière à la psychose qui, secondairement, se manifeste par toute une série de symptômes dont le délire fait partie : « Il ne peut plus s'agir de localiser des symptômes psychiques isolés dans

---

[1] TATOSSIAN (A.), *Op. cit.*, p. 163.

le cerveau, il faut maintenant, en premier lieu, demander où et comment nous devons localiser le trouble psychique fondamental : à savoir dans la flexion de l'être-au-monde en tant que tel. Le 'symptôme', en effet, que ce soit celui de la fuite des idées, de l'inhibition psychomotrice, du néologisme, de la stéréotypie, etc., se révélant comme l'expression d'une transformation psychique envahissante, comme l'expression de la transformation de la forme totale d'être-présent ou du style de vie total. »[1] Il ne s'agit pas non plus de s'intéresser à l'énoncé du délire : « Nous ne comprendrons pas le délire de persécution si nous commençons l'examen avec le délire même, il nous faut bien plutôt diriger toute notre attention sur ce qui précède le délire. »[2] L'ambition de Binswanger est de « décrire les maladies mentales à partir de leur constitution d'être. »[3] Il veut s'en tenir à la méthode phénoménologique et transcendantale en psychopathologie afin de saisir l'essence de la schizophrénie et de décrire la constitution de la vie psychique des schizophrènes. Binswanger refuse la position de non-compréhension de Jaspers à l'égard de ceux-ci : « La tâche principale dévolue à la phénoménologie est d'initier le regard du psychiatre à un mode de connaissance direct de l'essence de la chose visée. Il ne s'agit plus de voir le malade avec des yeux de naturaliste ou de psychologue, ni même de décrire des signes cliniques comme le psychiatre, mais de s'introduire dans le monde du malade, de voir le monde 'par ses yeux'. »[4] Le monde du schizophrène est appréhendable pour le psychiatre phénoménologue : il est une déformation de l'expérience du

---

[1] BINSWANGER (L.), *Analyse existentielle et psychanalyse freudienne. Discours, parcours et Freud*, Paris : Gallimard, Collection Tel, 1970, p. 84.

[2] *Ibid.*, p. 76.

[3] ID., *Délire. Contributions à son étude phénoménologique et daseinanalytique*, Grenoble : Éditions Jérôme Million, 2010, p. 7.

[4] GROS (C.), *Ludwig Binswanger*, Chatou : Les Editions de la Transparence, 2009, p. 130.

vécu, une déformation de l'expérience du réel. On remarquera qu'on retrouve le critère de réalité pour différencier l'existence du schizophrène bien que Binswanger s'appuie sur la définition de réalité établie par Husserl : « Le monde réel ne réside que dans la présomption constamment prescrite que l'expérience continuera constamment de se dérouler selon le même style constitutif. »[1] Pour comprendre cette formule, il faut se souvenir que ce qu'on appelle l'évidence présomptive est un moment essentiel de la constitution husserlienne. L'évidence présomptive est ce qui fonde notre confiance primordiale dans le monde : « Toute évidence 'crée' pour moi un acquis durable. Je puis 'toujours revenir' à la réalité perçue elle-même, en des chaînes formées par des évidences nouvelles qui seront la 'reproduction' de l'évidence primaire (...) Sans de telles possibilités, il n'y aurait pas pour nous d'êtres stables et durables, pas de monde réel ou idéal. Chacun de ces mondes n'est pour nous que par l'évidence ou par la présomption de pouvoir atteindre cette évidence et de renouveler l'évidence acquise. »[2] La réalité est donc bien constituée par la personne elle-même et c'est au niveau de cette constitution du réel que se situe la défaillance du schizophrène. La schizophrénie est ainsi entendue comme une « existence inauthentique ».

Dans le *Cas Suzanne Urban*,[3] Binswanger considère que c'est dans le délire schizophrénique que le problème de la schizophrénie atteint son acmé : ce délire ne peut être appréhendé que sous l'angle du processus de métamorphose qui est celui de la structure de la présence en tant qu'être-

---

[1] BINSWANGER (L.), *Manie et mélancolie,* Paris : Presses Universitaire de France, 1987, p. 22.

[2] NAUDIN (J.), *Phénoménologie et psychiatrie. Les voix et la chose*, Toulouse : Presses Universitaires du Mirail, 1997, p. 183.

[3] BINSWANGER (L.), *Le cas Suzan Urban. Etude sur la schizophrénie*, Saint Pierre de Salerne : Edition Gérard Montfort, 2002, p. 53.

dans-le-monde, autrement dit ce qu'il appelle l'authentique émergence du délire se voit dans la métamorphose de l'existence tout entière, dans le changement total de l'être-dans-le-monde. Pour Binswanger, qui fait une analyse existentielle du cas, le délire ne peut être compris ni par le contenu, ni par l'accomplissement de l'acte. Le délire, qui est monde de la terreur à son degré extrême, fait vivre au malade le sentiment d'être une simple marionnette dont un inconnu tire les ficelles.

Trois formes manquées de la présence humaine

En 1956, *Trois formes manquées de la présence humaine* [1] regroupe son étude des trois expressions d'être au monde, des trois formes de Présence manquée qui, d'après lui, marquent la schizophrénie : la Distorsion (*Verschrobenheit)*, la Présomption (*Verstiegenheit*) et le Maniérisme (*Manieriertheit*). L'idéal du schizophrène qui veut résoudre les problèmes climatiques de la planète est présomptueux. Le père schizoïde d'une jeune cancéreuse qui offre à sa fille un cercueil comme cadeau de Noël est un exemple de distorsion et le maniérisme, dans le sens commun du terme, fait, pour Binswanger, souvent partie du tableau clinique des schizophrènes. Ces trois formes de ladite Présence manquée seraient donc propres au schizophrène : le délire mégalomaniaque devient Présomption, un comportement socialement inadéquat devient Distorsion et les rituels sont du Maniérisme. Pour Binswanger, il s'agit toujours d'une position anthropologique, ces formes sont des possibilités d'être immanentes à la condition humaine qui, ici, s'autonomisent, et, par-là, poussent leur conséquence jusqu'à l'inconséquence. Mais l'essence de ces formes doit être cherchée sur le fond de l'être humain en général : « Le

---

[1] Id., *Trois formes manquées de présence humaine*, Puteaux : Le Cercle Herméneutique, 2002.

Dasein se trouve bloqué dans une expérience déterminée, il n'est plus à même de se 'mettre en route' (…) le Dasein ne peut plus élargir, rectifier ni contrôler son 'horizon d'expérience' ; il se cantonne dans un point de vue 'borné', c'est-à-dire étroitement limité. »[1]

La mélancolie transcendantale

Mélancolie et Manie, qui date de 1960, est presque exclusivement consacré à la phénoménologie de Husserl. Binswanger ne veut plus se limiter à la phénoménologie du vécu et à une approche anthropologique ; [2] il veut définitivement quitter le champ de la psychologie, de la psychiatrie descriptive ou anthropologique pour une phénoménologie constitutive et transcendantale. Il détache ainsi la mélancolie non seulement de l'affect mais il la déconnecte de la personne, de l'individu souffrant pour en faire un phénomène transcendantal. [3] L'angoisse mélancolique n'est plus ni la dépression comme tristesse psychique ni l'humeur sombre existentielle, elle devient un mode d'être de la Vie et de la Présence, une expérimentation de la Nature, ce qui en fait une maladie mentale, au sens de

---

1 *Ibid.*, p. 25.

2 « Mon travail sur le problème de la schizophrénie m'a montré que la recherche phénoménologique ne pouvait se satisfaire de la caractérisation des 'mondes' des malades mentaux et de 'la structure anthropologique' des 'formes d'existence' psychiatriques, comme je l'exprimais en son temps, mais qu'il est essentiel d'examiner la nature propre de ces mondes quant à leur constitution, en d'autres termes, d'étudier les moments structuraux (*Aufbaumomente*) constitutifs de ces mondes et d'en dégager les différences constitutives, déterminantes pour leur constitution. » (BINSWANGER [L.], *Manie et mélancolie*, cit., p. 19.)

3 « La science qui travaille avec cette méthode n'est pas une 'psychologie de l'expérience intime', n'est pas une psychologie du vécu psychique et n'est pas une phénoménologie du temps vécu ou de l'espace vécu, mais n'est autre que la phénoménologie transcendantale. » (Ibid., p. 23.)

Kraepelin. Binswanger rompt ainsi avec toute historicité de la pathologie : il n'y a plus ni psychologie, ni anthropologie, ni biographie. Il ne veut plus se limiter à décrire le modèle d'expérience propre à la schizophrénie ou au délire, mais il entend s'ouvrir à la possibilité de répondre au pourquoi et au comment de ces expériences. Il se lance dès lors dans une description de la construction de l'expérience normale de la conscience et de l'expérience délirante. Cette construction de l'expérience normale est le résultat d'une synthèse entre la dimension perceptive et la dimension temporelle comportant plusieurs étapes, tandis que l'expérience délirante semble être la conséquence de perturbations qui ont affecté à un moment ou à un autre la genèse de l'expérience normale.

Délire comme pensée figée

Même si, à cette époque, la manière dont Binswanger conçoit les pathologies psychiatriques le rapproche sans doute du naturalisme de Kraepelin, sa définition du délire est pertinente pour le propos qui est le nôtre : « [le délire] est caractérisé en première ligne par le fait que les formations en images sont si fortement appauvries, c'est-à-dire mécanisées, qu'à la place de leur variabilité et de leur mobilité, c'est un schéma enrayé qui apparait. »[1] Cette interruption de la mobilité de la pensée introduit l'approche du délire que nous souhaitons défendre dans la deuxième partie de cet ouvrage : ce qui est spécifique au délire mélancolique, c'est qu'il « occupe tout l'espace psychique »,[2] qu'il est le retrait du monde commun mais aussi « la stagnation non seulement du cours de la pensée, mais de tout le cours des actes et par là l'interruption de sa continuité. »[3] Binswanger reprend les

[1] ID., *Délire. Contributions à son étude phénoménologique et daseinsanalytique*, cit., p. 77.

[2] ID., *Manie et mélancolie*, cit., p. 24.

[3] *Ibid.*, p. 25.

travaux de Husserl sur les moments structuraux intentionnels constitutifs des objets temporels avenir, présent, passé comme *protentio, retentio* et *präsentatio.* Dans la structure de l'objectivité temporelle, ces trois éléments ne sont pas isolés. Protention, rétention et présentation ne sont pas dissociables : pendant que je parle, pendant la présentation, j'ai déjà des protentions, je sais comment je vais terminer ma phrase et il y a de la rétention sinon je ne saurais plus de quoi je parle. Dans l'état mélancolique, ces trois dimensions et leurs interactions sont défaillantes : les patients sont englués dans leur passé, sont coupés de leur avenir et leur présent leur apparaît comme totalement vide. Comme le résume Binswanger, « avec l'altération de la protension, le 'processus' tout entier, le caractère tout entier de flux ou de continuité non seulement de la temporalité, mais de 'la pensée' en général, est altéré. »[1] Tout le travail psychothérapeutique consistera en une remise en mouvement de cette stagnation de la pensée.

La réalité déformée du délire

En 1965, dans *Délire*, Binswanger reprend ce qu'il avait défendu en 1957 dans *Schizophrénie* et confirme sa volonté de « description des structures et enchaînements structuraux phénoménologiques dans la constitution et la genèse de l'expérience délirante. »[2] Il reprend la définition classique de la réalité déformée : « Si nous parlons d'une 'réalité déformée' dans les perceptions délirantes, la raison en est dans les faits suivants : premièrement, déjà des intuitions déformées entrent dans la synthèse de la perception et deuxièmement, les règles de synthèse quant aux rapports temporels sont également déformées dans les perceptions. »[3]

---

1 *Ibid.*, p. 33.

2 Id., *Délire. Contributions à son étude phénoménologique et daseinsanalytique*, cit., p. 33.

3 *Ibid.*, p. 42.

Avoir un rapport authentique à la réalité exige une organisation de l'accès au monde et à la réalité, depuis les synthèses passives du flux temporel et de la saisie perceptive, avec les allers et retours temporels qui dans l'expérience sont indispensables à une saisie objective des objets et des évènements. C'est cette organisation qui est défaillante chez le patient schizophrène.

On pourrait résumer la position de Binswanger de la sorte : la schizophrénie se caractérise par des moments défaillants dans l'édifice du Dasein et de leur mode d'intrication l'un avec l'autre. Binswanger s'oppose au refus de la compréhension des phénomènes psychotiques de Jaspers et rappelle que le projet de la phénoménologie et de l'analyse existentielle est justement une tentative de description et de compréhension du Dasein propre à la schizophrénie. Si l'ambition est de légitimer la notion de monde délirant non plus comme une erreur par rapport au monde réel mais comme la conséquence d'un type d'être-au-monde particulier, on voit bien dans l'évolution de l'œuvre de Binswanger qu'il bute sans cesse sur la question de la définition des phénomènes, ce qui le renvoie inéluctablement vers la nosologie psychiatrique classique. La schizophrénie devient une structure, un Dasein particulier marqué par une série de déficiences de l'expérience (du temps, de l'espace, etc.). Le problème de Binswanger est celui de la phénoménologie : éviter le piège de la psychologie descriptive, éviter que la psychiatrie phénoménologique ne se résume à une psychologie documentée de la psychose. Binswanger voulait se limiter à l'analyse intentionnelle des actes propres à la conscience schizophrénique sans devenir une psychologie qui décrirait les symptômes de la schizophrénie. [1] Mais cette position entre un refus de

[1] On sent immédiatement que c'est impossible mais la métaphore de l'engrenage permet de faire illusion : psychopathologie descriptive et psychopathologie phénoménologique recourent, certes, à des

pathologiser certains Dasein et le souci de nosographie propre au psychiatre reste ambigu, comme le souligne Caroline Gros : « L'attitude de Binswanger à l'égard de la normativité est ambiguë. Dans la phénoménologie réside, d'une façon irréductible, un 'instrument de mesure' pour tous les phénomènes psychiques déviants. Elle est une science normative de l'âme, c'est pourquoi elle permet d'appréhender la visée intentionnelle délirante en tant qu'expérience schizophrénique d'un type différent (par rapport à la norme). Binswanger cherche à atteindre le monde de l'autisme et sa constitution propre (sans rapport à la norme). Binswanger ne tranche pas entre ces deux approches. Il oscille entre voir le monde du malade tel qu'il est en lui-même et voir le monde du malade tel qu'il diffère du nôtre. »[1] D'où le reproche souvent adressé à Binswanger de passer irrémédiablement de la phénoménologie de la pathologie à la pathologie de la phénoménologie.

---

méthodes différentes mais seraient « engrenées » (GROS [C.], *Ludwig Binswanger*, cit., p. 124) : « la phénoménologie requiert les distinctions descriptives de psychopathologue, comme par exemple, le concept d'idée délirante, d'hallucination, d'autisme, pour partir d'une base et se faire rapidement comprendre ; tandis que le psychopathologue, en retour, requiert l'observation phénoménologiquement organisée pour avoir devant lui un matériel d'intuition toujours neuf et clarifié. » (*De la phénoménologie* p.101)

[1] Gros C., Ludwig Binswanger, Les Éditions de la Transparence, Chatou, 2009, p.129

Conclusion de la première partie

La psychiatrie classique essaie donc de définir le délire à partir des dits du patient et confronte ces derniers à une idée de réalité ou de vérité, ce qui, comme nous l'avons vu précédemment, aboutit à des impasses. En effet, non seulement il est impossible de définir cette réalité censée commune ; en outre un tel rapport perturbé à l'épreuve de réalité se retrouve également dans d'autres pathologies et même dans des idées socialement acceptées. Les théories psychanalytiques traditionnellement enseignées quant à elles s'appuient sur une lecture partiale et partielle de l'œuvre de Freud et de celle de Lacan et, au-delà de l'intérêt des apports psychopathologiques, se fondent sur les mêmes principes épistémologiques que la psychiatrie classique. Notre passage rapide par Jaspers, Minkowski et Binswanger se voulait un argument pour montrer comment, malgré son ambition d'aborder la clinique psychiatrique de manière radicalement différente, la phénoménologie se heurte aux mêmes difficultés : celle du réalisme, de la description de cette réalité et celle de la définition et de la classification des phénomènes psychiatriques.

De ce parcours psychiatrico-psychanalytico-phénoménologique, retenons que rien ne permet en soi de différencier ce que l'on appelle les délires des autres pensées. Que ce soit l'irréalité, l'illogisme, l'incohérence ou l'aspect fantaisiste, on peut rencontrer ces différents caractères dans les superstitions, les croyances religieuses, la poésie, les pensées anxieuses, le rêve ou encore les pensées suscitées par l'alcool ou les toxiques, pour ne citer que quelques exemples.

Le délire est-il une croyance ? Cela dépend bien entendu de la définition qu'on donne au mot croyance. Dans un célèbre article paru en 1991,[1] G.E. **Berrios** estime qu'une vraie croyance doit répondre à certains critères : elle doit être

[1] BERRIOS (G.E.), « Delusions as 'Wrong Beliefs' : A Conceptual History » in *British Journal of Psychiatry*, 1991, 159 (suppl.14), 6-13.

intégrée à d'autres croyances, être réactive à l'évidence et guider les actions, ce qui n'est bien sûr pas le cas des idées dites délirantes. Dès lors Berrios soutient l'hypothèse que le délire n'est pas une fausse croyance car il n'est tout simplement pas une croyance, mais un acte de parole vide (*empty speech act*). Berrios critique, lui aussi, l'idée de compréhension héritée de Jaspers et la définition du délire qui en découle : le délire serait une idée incompréhensible et ce délire incompréhensible est devenu l'évènement primaire significatif du diagnostic de schizophrénie. Mais, ainsi que le fait remarquer Berrios, cette notion d'incompréhension n'est pas du tout discriminatoire : ce qui est incompréhensible aujourd'hui ne l'est peut-être plus demain et ce qui est incompréhensible pour quelqu'un ne l'est pas forcément pour quelqu'un d'autre. Le délire est considéré à tort comme une idée, une part cognitive d'information (*cognitive morsels of information*). La rationalité des croyances implique qu'une personne abandonne une croyance qui est en conflit avec l'évidence acquise. Berrios en conclut dès lors que le délire n'est pas une croyance mais un acte de parole vide sans portée intentionnelle, un ensemble d'énoncés sans signification. Il n'y pas de consistance entre la croyance délirante et d'autres croyances de la personne, ni entre la croyance délirante et son comportement : « Rationality is a normative constraint of consistency and coherence on the formation of a set of beliefs and thus is prima facie violated in two ways by the delusional subject. First she accepts a belief that is incoherent with the rest of her beliefs, and secondly she refuses to modify that belief in the face of fairly conclusive counterevidence and a set of background beliefs that contradict the delusional belief. »[1]

Berrios estime que c'est parce que le délire est considéré comme une croyance morbide que différents critères

[1] GERRANS (P.), « Refining the explanation of the Cotart delusion », in *Mind and Language*, 2000,15(1), p.114.

annexes se sont développés : la conviction du délire, son inébranlabilité, sa résistance à une contre évidence, le manque de conscience morbide, son incohérence… Or ces différents critères ne sont jamais parvenus à distinguer le délire d'autres idées : « These criteria were never successfull in the task of separating delusions from overvalued ideas, superstitions and other forms of tightly held 'belief'. Clinicans also puzzled over the nature of the relationship between delusions and their behavioural consequences, i.e. on the issue of congruity. This problem has not yet been resolved and non account is available to explain the common phenomenon of fluctuating congruency. »[1] Les différents critères décrits pour définir le délire ne sont pas discriminatifs et ne permettent pas de le distinguer des autres pensées. Le seul critère est le manque de cohérence, de logique entre la croyance délirante et d'autres croyances de la personne ou entre la croyance délirante et son comportement.

D'autres auteurs rejoignent les observations de Berrios : dans un remarquable ouvrage intitulé *Les paradoxe du délire*, Louis A. **Sass** rappelle que la plupart des schizophrènes n'agissent certainement pas comme s'ils prenaient leurs idées pour la réalité, ce que déjà Bleuler, parmi d'autres, avait observé : « Rois et empereurs, papes et rédempteurs s'occupent en grande partie à des travaux tout à fait banals, pour autant qu'ils ont encore l'énergie d'avoir une activité. Et ce non seulement dans les asiles, mais même quand leur liberté est entière. Aucun de nos généraux n'a jamais tenté d'agir conformément à son imagination. »[2] De même, très souvent, les affects des schizophrènes ne correspondent pas au contenu de leurs délires : « Les délires des schizophrènes ne sont pas accompagnés d'états émotionnels congruents

[1] BERRIOS (G.E.), *Op. cit.*, p. 12.
[2] SASS (L.A.), *Op. cit.*,p. 22.

avec leurs contenus. »[1] Cela contredit l'idée habituelle d'un déficit de l'épreuve de réalité. Ce qui semble important n'est pas le fait qu'ils croient ou pas en leur délire mais qu'ils tiennent à ces idées : « Ce qui caractérise, semble-t-il, de tels mondes 'délirants' - et ce qui exige une explication - est en fait l'étrange tendance de ces patients à accorder une importance énorme à leurs délires, alors qu'ils nous donnent l'impression, malgré tout, de vivre ces mêmes délires comme non pertinents ou bien déréels, en un certain sens. »[2]

Berrios et Sass confirment ce qu'avaient déjà observé psychiatres et psychanalystes : le délire est une pensée illogique, irrationnelle, sans intention, sans lien avec d'autres pensées ou avec les actions de la personne. Mais ces différentes caractéristiques sont-elles suffisantes pour qualifier une pensée de délirante ou de pathologique ? C'est la question que nous allons aborder dans la deuxième partie de cet ouvrage.

---

[1] *Ibid.*, p. 24.
[2] *Ibid.*, p. 29.

II. Le délire et les discours

D'un point de vue psychiatrique, phénoménologique ou encore psychanalytique, le délire se définit souvent en fonction d'une réalité ou d'une vérité qui se voudraient objectives et universelles. À partir du moment où s'impose l'idée d'une réalité objective, dire la vérité revient à décrire la réalité telle qu'elle est. Une pensée vraie devrait être logique et cohérente et décrire dès lors une réalité commune.

Avant d'aborder la question de la pensée et de sa logique, arrêtons-nous quelques instants sur le concept de réalité et sur le réalisme qui sert de fondement à la plupart des théories et courants en psychiatrie, en psychologie et en psychanalyse.

A. Réalité et épreuve de réalité

Les courants philosophiques et les auteurs qui se sont opposés au réalisme ou à une conception soi-disant réaliste de l'existence ou des phénomènes psychiatriques sont trop nombreux pour être remémorés ici et plusieurs ouvrages en outre leur ont déjà été consacrés. Mais rappelons que, classiquement, sont qualifiés d'antiréalisme les courants philosophiques, scientifiques ou mathématiques qui refusent une réalité objective. Parmi eux, le courant constructiviste est particulièrement présent au sein des sciences humaines. Nous avons déjà affronté la question du constructivisme dans l'article *L'épistémologie constructiviste de l'antipsychiatrie*[1] et dans l'ouvrage *Quel système pour quelle psychiatrie ?*[2] Une des hypothèses de ce livre était de différencier, au sein du mouvement constructiviste, une position sceptique d'une méthode intuitionniste. Là où le sceptique renonce à la notion même de vérité basée sur une réalité commune,

---

[1] Feys (J.-L.), « Les fondements constructivistes de l'antipsychiatrie », in *L'Information psychiatrique*, 2017, vol. 93, n° 6, pp.

[2] Id., *Quel système pour quelle psychiatrie ?*, Paris : Presse Universitaire de France, Coll. Souffrance et théorie, 2014.

l'intuitionniste renonce à la définition dogmatique de la vérité sans pour autant renoncer à la notion même de vérité comme le ferait le sceptique. Ce que l'intuitionnisme conteste, c'est la validité universelle du tiers-exclu propre à la définition dogmatique de la vérité. Les intuitionnistes n'acceptent pas que les énoncés de vérification de cette vérité soient vrais ou faux. Tandis que pour les systèmes dogmatiques, un énoncé complet est vrai ou faux, sans alternative possible, pour le système intuitionniste, en revanche, l'acte de connaissance autorise une troisième possibilité. Lorsqu'on postule que les états des choses sont produits par l'activité de synthèse du jugement, le critère de vérité devient interne et il est dès lors impossible de le séparer d'une certaine possibilité d'expérience. Il convient par conséquent d'abandonner l'extensionalité dogmatique. La vérité ne sera plus définie indépendamment de la subjectivité. Sa valeur ne dépendra plus de la correspondance entre l'énoncé et un état des choses mais bien de l'adéquation entre ce que le sujet dit et ce qu'il fait, entre l'énoncé et l'action propre à la méthode de connaissance. Il n'existe pas de réalité en soi, de vérité en soi et déterminer la réalité et la vérité n'est possible qu'à l'intérieur d'un acte de connaissance, d'une méthode de connaissance. La validité intuitionniste, c'est la constructibilité et elle permet de refuser le tiers-exclu. Nous y reviendrons lorsque nous aborderons la construction lacanienne des discours mais un rapide rappel de la révolution épistémologique produite par Kant est peut-être nécessaire.

1. L'intuitionnisme de Kant

Classiquement, on considère que la source philosophique principale de l'intuitionnisme est l'œuvre de Kant. La révolution anthropologique de Kant provient de l'affirmation selon laquelle le centre de la connaissance serait le sujet connaissant et non une réalité extérieure à ce sujet. C'est le sujet connaissant qui dicte ses règles aux objets pour les appréhender et les connaître et non plus le contraire. Ce n'est cependant pas le sujet en tant que tel dont il s'agit, mais le sujet connaissant, le sujet qui accomplit l'acte de connaissance. Nous ne pouvons pas connaître la réalité en soi mais seulement la réalité telle qu'elle nous apparaît sous forme d'objet (dans les *phénomènes*). Kant tente de dépasser l'opposition entre, d'une part, la métaphysique rationaliste / dogmatique et, d'autre part, le scepticisme / empirisme. Il s'oppose à la thèse selon laquelle la métaphysique serait une connaissance rationnelle des choses immatérielles qui permettrait de fonder la science. Mais il s'oppose également à l'empirisme et à son risque sceptique. Les auteurs sceptiques soutiennent que la connaissance est essentiellement issue de l'expérience et ils accordent le primat à l'induction qui consiste à généraliser un raisonnement ou une observation à partir de cas singuliers. Le scepticisme déduit des lois par généralisation des observations. Ainsi, en l'absence de toute connaissance scientifique en astronomie, la plupart des gens s'attendent à voir le soleil se lever le lendemain matin. L'induction ouvre effectivement les voies à la science expérimentale, mais l'empirisme risque de mener au scepticisme en relativisant l'idée de vérité et en remettant en doute les capacités de la science à poser des principes universels et nécessaires. Ce n'est pas parce que jusqu'à présent tous les corbeaux sont noirs qu'on peut être sûr et certain que le prochain le sera.

Kant réfute les idées du dogmatisme qui usent des pouvoirs de la raison sans s'interroger au préalable sur les conditions légitimes de celle-ci mais il réfute également le scepticisme qui consiste en une critique uniquement négative de la raison sans reconnaître ses pouvoirs légitimes. Que la science existe est un fait indiscutable, la question est comment peut-elle exister ? En répondant à cette question, il assigne des limites à l'entendement humain et borne le champ de nos connaissances et de nos espérances. Il établit une ligne de partage entre ce qui est accessible à la raison humaine et ce qui la dépasse, ce qui permet de distinguer la science d'une part et la croyance d'autre part. Il n'y a pas de preuve de l'existence de Dieu mais on ne peut s'appuyer sur la science pour affirmer sa non-existence. Ce que Kant sauve de la métaphysique est l'idée d'a priori. Il va distinguer la **matière** de nos représentations qui est bien d'origine sensible - donc liée à l'expérience - et la **forme** qui dépend quant à elle des structures *a priori* de notre faculté de penser. La matière est ce qui est déterminé, la forme est la détermination.[1]

[1] Pour rappel, Kant distingue donc deux sources à la connaissance : une source sensible et une source intellectuelle, la sensibilité et l'entendement. La première faculté de connaissance est donc la sensibilité et l'Esthétique transcendantale en est la théorie. Penser aux conditions de la connaissance, c'est d'abord réfléchir au processus par lequel le sujet connaissant reçoit des informations du monde au moyen des expériences sensibles. La première opération de la sensibilité est l'intuition. Cette intuition sensible se limite toujours à une représentation singulière. Elle ne permet pas l'accès au concept, à la généralité, à l'universel. La représentation singulière de l'objet que permet l'intuition sensible est formée par l'espace et le temps qui sont des données a priori. Il y a donc une forme donnée dans l'espace et le temps qui permet d'accueillir la matière et qui est préalable à tout ce que je peux recevoir. L'espace est la forme de toute intuition externe, le temps est la forme de toute intuition interne et externe. L'espace et le temps ne sont pas des choses en soi, ils ne sont pas les éléments objectifs de la sensation, ils ne sont pas des concepts mais ils sont inhérents à ce qui se passe. Ce sont des possibilités a priori de réceptivité du connaissant. L'Analytique transcendantale étudie l'entendement et est le domaine de la spontanéité de l'esprit connaissant. L'intuition est une passivité a priori tandis que l'entendement est une activité a priori qui produit les concepts et les principes, c'est-à-dire les instruments permettant d'organiser ce qui est donné dans l'intuition - tout cela sans avoir recours à telle ou telle expérience. Le concept est, à l'inverse de l'intuition, une représentation générale et non plus singulière. Il est commun à plusieurs objets. Il en va ainsi du concept « couteau », par

Kant distingue clairement l'entendement et la **raison**. Cette dernière est la faculté des principes dont dépendent les Idées. Elle prétend dépasser les conditions de la connaissance. Il existe un principe transcendant à l'entendement qui le pousse à franchir les limites de la connaissance possible et à produire des idées pures (l'âme, le sujet, le monde, Dieu). La raison est donc cette faculté de l'esprit qui vise un au-delà des connaissances possibles. Ces Idées sont des absolus qui ne reposent plus sur l'intuition sensible et sortent du champ des connaissances possibles. Si on ne peut pas connaître ces Idées pures, on peut toutefois les penser et elles peuvent inspirer ou produire notre action morale. C'est parce que l'homme est pensant et construisant qu'il peut construire tant sa connaissance que son action morale et éthique. Il s'agit donc bien d'un jugement constructif en tant qu'il exprime l'activité de la connaissance comme constitutive de l'état des choses même ; il exprime la construction par laquelle la connaissance produit elle-même son objet.

Pour notre propos, retenons de l'enseignement de Kant sa critique du réalisme : ce n'est pas la connaissance qui doit s'orienter sur les objets mais, au contraire, les objets qui doivent s'orienter sur notre connaissance. L'objet de départ est notre connaissance. L'objet n'est pas dans un monde qui serait objectif mais dans la connaissance. Dès lors, le sujet ne peut plus être posé indépendamment des objets qui l'entourent. Le sujet ne peut avoir conscience de sa propre existence sans avoir conscience du monde. La révolution kantienne est ce déplacement de perspective : c'est le sujet

---

exemple. Construire un concept implique une activité singulière de l'esprit qui va du particulier (cet objet) au général (le couteau). L'**entendement** est donc cette faculté qui permet à l'être humain de réaliser cette généralisation. Elle est la faculté de connaître par concept.

connaissant qui fait surgir l'objet. Alors que pour Freud, c'est le sujet désirant.

2. L'épreuve de réalité chez Freud

Il n'y a pas chez Freud de réflexion purement épistémologique, il n'y a pas dans son œuvre de thématisation explicite de l'expérience, ni de la perception ou de la connaissance. En revanche, il y a chez lui un questionnement sur le comment un sujet se constitue lui-même en identité à partir de la recherche de plaisir. Freud ne pose pas un sujet qui successivement ferait ses expériences mais il considère plutôt les expériences de plaisir et de satisfaction qui font un sujet. C'est à partir de l'expérience originaire de satisfaction et de son rôle dans la constitution de l'appareil psychique qu'il est possible de définir un sujet de l'expérience. L'expérience n'intéresse pas Freud comme la question du passage du sensible au sens mais en tant qu'elle constitue l'identité du sujet. La subjectivité ici en jeu n'est pas celle de la conscience constituante comme c'est le cas chez Kant. Le sujet de l'expérience est un sujet exposé à quelque chose qui le dépasse, la pulsion, l'inconscient, et son but est la suppression du stimulus endogène. C'est ce principe de plaisir qui détermine l'expérience à la réalité. L'expérience n'est donc pas mise en forme du divers externe par le sujet comme principe d'identité mais la mise en forme du sujet à partir du principe de plaisir. « L'expérience de la satisfaction inaugure l'histoire du sujet. »[1] Cette expérience va déterminer une série de traces et d'impressions qui vont devenir pour le sujet une source de plaisir qu'il va sans cesse rechercher lors de chaque nouvelle poussée pulsionnelle. L'épreuve de réalité sera dès lors cette recherche d'identité entre l'objet de mon désir suscité par ces traces originaires et ce qui est donné dans la réalité.

---

[1] RENAULT (A.), « Le sujet de l'expérience chez Freud », in *Astérion, Philosophie, histoire des idées, pensée politique*, 1/2003.

La perte de la réalité

Si on se centre sur la question de la psychopathologie, il est fondamental de différencier, dans l'œuvre de Freud, ce qu'il appelle la perte de réalité de la suppression de l'épreuve de réalité.

La question de la perte de réalité est abordée dans l'article *La perte de réalité dans la névrose et dans la psychose*[1] en 1924. Ce texte confirme que la perte de la réalité est commune à la psychose et la névrose : « toute névrose trouble d'une façon ou d'une autre le rapport du malade à la réalité, elle est pour lui un moyen de se retirer d'elle et, dans ses formes graves, signifie directement une fuite hors d'elle. »[2] Ce n'est pas la perte de réalité qui les différencie mais ce que la pensée construit à partir d'elle : « Dans la névrose un fragment de la réalité est évité sur le mode de la fuite, dans la psychose, il est reconstruit. Ou : dans la psychose la fuite initiale est suivie d'une phase active, celle de la reconstruction ; dans la névrose, l'obéissance initiale est suivie, après coup, d'une tentative de fuite. Ou encore : la névrose ne dénie pas la réalité, elle ne veut seulement rien en savoir ; la psychose la dénie et cherche à la remplacer. Nous appelons normal ou 'sain' un comportement qui réunit certains traits des deux réactions, qui, comme la névrose, ne dénie pas la réalité, mais s'efforce ensuite, comme la psychose, de la modifier. »[3]

La suppression de l'épreuve de réalité

Le problème de la distinction entre perception et représentation interne apparaît très tôt dans l'œuvre de

---

[1] FREUD (S.), « La perte de réalité dans la névrose et la psychose », in *Névrose, psychose et perversions*, Paris : Presses Universitaires de France, 1973.

[2] *Ibid.*, p. 299.

[3] *Ibid.*, p.

Freud. Dès *De l'esquisse d'une psychologie scientifique*[1] en 1895, Freud soutient qu'il est difficile de distinguer une perception en relation directe avec les objets extérieurs et la représentation d'un souvenir intense qui aboutit à l'hallucination. [2] Cette question revient en 1900, dans *L'interprétation des rêves* :[3] c'est l'expérience de la satisfaction externe qui détourne l'enfant des chimères hallucinatoires des satisfactions passées pour le projeter dans le monde extérieur ; mais dans le rêve, l'accomplissement régressé du désir résulte d'une régression telle que le système perceptif est investi par les excitations internes.

Si le problème est évoqué par Freud dès les débuts de son œuvre, le syntagme « épreuve de réalité » (*Realitätsprüfung*) n'apparaît que vers 1911 dans *Formulation sur les deux principes du fonctionnement psychique.*[4] Cette épreuve de réalité est un dispositif permettant d'opérer une discrimination entre les excitations externes et les excitations internes. Elle peut être

---

[1] Id., « De l'esquisse d'une psychologie scientifique » in *La naissance de la psychanalyse*, Paris : Presses Universitaires de France, 1956, pp. 313-396.

[2] Dans Les processus primaires et secondaires en ψ : « C'est donc un autre critère qui doit servir à distinguer la perception et la représentation *(…)* Si l'objet désiré est pleinement investi, de façon à prendre une forme hallucinatoire, le même indice de décharge ou de réalité que dans le cas d'une perception extérieure apparaît. En pareil cas le critère fait défaut. Mais si la charge en désir se trouve soumise à une inhibition - ce qui devient possible lorsque le moi est investi - une réaction d'ordre quantitatif peut survenir, au cours de laquelle la charge en désir ne suffit pas à donner un indice de qualité, comme il arriverait pour une perception intérieure *(…)* Par conséquent, c'est une inhibition due au moi qui rend possible la formation d'un critère permettant d'établir une distinction entre une perception et un souvenir. » (*Ibid.*, pp. 343-344.)

[3] Id., *L'interprétation des rêves*, Paris : Presses Universitaires de France, 1967.

[4] Id., « Formulations sur les deux principes du cours des événements psychiques », in *Résultats, idées, problèmes I 1890-1920*, Paris : Presses Universitaires de France, 1991, pp.135-145.

mise hors d'état de fonctionner dans le rêve ou dans les hallucinations lorsque le système de la conscience désinvestit totalement ou partiellement la réalité. Le système conscient se retrouve alors libre pour tout investissement qui provient de l'intérieur et, entre autres, pour les excitations qui ont emprunté la voie de la régression. Mais l'épreuve de réalité ne se limite pas à cette confrontation entre l'externe et l'interne : elle est aussi ce qui permet au sujet de modifier son monde personnel, ses projets, ses désirs lorsqu'il est confronté à un traumatisme. Le terme « réalité » à l'intérieur du syntagme « épreuve de la réalité » désigne donc bien une réalité d'ordre psychique et non pas une réalité ontologique de l'environnement à laquelle seraient confrontés les paroles ou les désirs de la personne. Le déficit de l'épreuve de la réalité provoque une reviviscence pathologique des pulsions infantiles en vue de la satisfaction de besoins primaires. C'est une régression à un mode archaïque de sentiment, de pensée, de perception.

L'épreuve de la réalité est un élément du processus de différenciation psychique lui permettant donc d'éviter la confusion. C'est l'action du sujet sur le monde qui agit sur les sources d'excitations externes et lui permet de discriminer le monde intérieur et le monde extérieur. Freud reprend la question en 1917, dans le *Complément métapsychologique à la théorie du rêve.*[1] Il y écrit que l'épreuve de la réalité (ou examen de la réalité, selon les traductions) est mise hors d'état de fonctionner dans le rêve et dans l'hallucination, que cette hallucination ait lieu pour l'Amentia telle que décrite par Meynert ou dans le cas d'une schizophrénie ou démence précoce (Freud emploie les deux termes dans cet article). Que ce soit pour le rêve ou l'Amentia de Meynert, le moi « rompt la relation avec la

[1] ID., « Complément métapsychologique à la doctrine du rêve », in *Œuvres complètes*, XIII, 1914-1915, pp. 249-260.

réalité, il retire au système des perceptions. »[1] Notons qu'il s'agit bien là pour Freud de refoulement : « Un tel retrait peut être rangé au nombre des processus de refoulement (...) Ce que le 'refoulement' opère dans l'amentia, c'est ce que fait dans le rêve le renoncement volontaire. L'état de sommeil ne veut rien savoir du monde extérieur, il ne s'intéresse pas à la réalité. »[2]

Cette épreuve de la réalité est donc un mode de fonctionnement interne de l'appareil psychique qui doit permettre la distinction entre la représentation interne des choses et les excitations internes. La réalité chez Freud n'existe qu'à travers cet appareil psychique et à travers l'intérêt qu'on lui porte. Elle dépend essentiellement de l'investissement libidinal envers cette réalité. Comme chez Kant, la réalité dépend d'une construction subjective, dictée chez Kant par l'acte de connaissance, chez Freud par l'investissement libidinal.

B. Pensée logique et illogique

Partons des constats des chapitres précédents. Le délire n'est pas définissable par rapport à ces notions subjectives et factices que sont la réalité ou la vérité et rien ne permet de définir le délire par rapport à une autre pensée. La réalité n'existe pas en tant que telle mais est une construction qui implique la subjectivité du constructeur. Dès lors, rien ne nous empêche donc de changer radicalement le point de vue de la psychiatrie classique et de réfléchir différemment à la pathologie d'une parole dite délirante en se rappelant qu'il s'agit d'abord d'une pensée.

Considérer d'abord le délire comme une pensée ouvre la porte à toute une série de questions plus fondamentales : la pensée est-elle toujours exprimée en une langue ou existe-t-il une pensée sans langage, une pensée prélinguistique ? Notre

---

[1] *Ibid.*, p. 259.
[2] *Ibid.*

voix intérieure qui nous parle, nous corrige, nous encourage, est-elle l'équivalent de la pensée ? Toute pensée s'exprime-t-elle par cette voix intérieure ? Est-elle une substance mentale endogène, neurobiologique et autonome ainsi que le conçoivent les mentalistes, les cognitivistes et les partisans de l'individualisme psychologique ? Ou bien est-elle assimilable à un discours autoadressé ou d'emblée adressé au grand Autre ? Cette voix intérieure est-elle spécifique, est-elle différente dès qu'elle s'extériorise ou dès qu'elle se fait discours adressé à un autre ? Bref, quelles sont les caractéristiques possibles de cette pensée et comment s'articulent-elles ?

Une autre série de questions porte sur la logique des pensées et sur leur rapport à une réalité extérieure. La pensée intérieure est-elle le lieu de l'apprentissage des compétences cognitives et d'adaptation sociale et cela dans le but d'arriver à une pensée consciente et logique comme le voudrait la linguistique ?

Nous avons rappelé la position de Berrios : la pensée délirante n'est pas une croyance si on définit la croyance comme une pensée cohérente avec les émotions, les intentions ou les actes. Mais une pensée dite normale, non pathologique est-elle toujours logique et cohérente avec d'autres pensées ou les actions qu'elle suscite ? Et d'une manière plus spécifique à ce qui nous intéresse : quand une pensée peut-elle être considérée comme pathologique ? Est-ce vraiment son contenu, son aspect illogique qui en détermine le caractère pathologique ? Et si ce n'est pas le cas, comment définir la dimension pathologique d'une pensée ou d'un discours si ce n'est plus par son contenu ? Pour répondre à ces questions, il sera nécessaire de se concentrer non pas sur les dits parfois fantasques d'un propos mais davantage sur le dire du patient, sur son type d'énonciation.

Commençons par aborder ces questions d'un point de vue philosophique et linguistique, nous verrons par après comment la conception lacanienne du discours vient bousculer ces conceptions classiques, s'oppose à la linguistique traditionnelle et pose différemment la question du trouble pathologique. Mais auparavant, essayons de préciser ce que pourrait être la pensée à travers une double question : quelles pourraient être les propriétés de cette pensée et doit-elle, par définition, être logique et cohérente ?

1. La pensée

De quoi est donc composée la pensée ? D'une voix intérieure et d'une voix extérieure ? Cette voix intérieure est-elle universelle et précède-t-elle l'expression dans une langue spécifique ? Ou, au contraire, s'exprime-t-elle immédiatement dans la langue de la personne ? Peut-on étudier ces composantes de manière individuelle ? La voix intérieure peut-elle être considérée comme une entité en soi, indépendante de la voix extérieure ? Ces questions sont intemporelles et restent contemporaines puisqu'elles se retrouvent au cœur des débats actuels entre neurologues, linguistes, philosophes du langage, psychologues cognitivistes et psychologues discursivistes.

Pensée sans langage

On pourrait croire communément que la pensée est antérieure et transcendante au langage et que ce dernier ne serait qu'un instrument destiné à communiquer une pensée intérieure qui se posséderait comme une conception pure. C'est ce que défendent d'ailleurs la plupart des neurologues : la pensée existe d'abord sur un mode non-verbal, le langage ne vient que parachever cette pensée sans langage qui serait déterminante pour la vie mentale. Cette conviction des neurologues provient, entre autres, de l'observation et de l'examen de patients aphasiques : ils souffrent d'une vaste zone du langage qui occupe une grande partie de l'hémisphère gauche, ce qui alterne l'émission et la compréhension du langage oral et écrit. Mais ces patients gardent une intelligence normale : ils restent très performants soit dans leurs comportements soit dans la passation de tests non verbaux. Ces patients aphasiques ont perdu aussi bien le langage extérieur que le langage intérieur ainsi que le confirment les témoignages des anciens aphasiques. L'hémisphère droit est capable de raisonnements logiques, de mémoriser, de prendre des décisions de type cognitif et de mettre en œuvre des actions volontaires.

Les neurologues défendent ainsi l'hypothèse selon laquelle le langage serait en quelque sorte inutile à la formation de la pensée. Cette pensée sans langage supposerait un raisonnement préverbal, un langage universel pour le genre humain que les neurologues appellent le mentalais. Les réseaux de neurones sont capables de généraliser un concept et d'établir d'éventuelles ressemblances entre les concepts. Le langage, dans un second temps, ne sert qu'à mettre en forme ce qui est déjà apparu à la conscience sous forme de concept ; le langage traduit ces concepts en codes symboliques afin de pouvoir être communiqués. Il ne servirait donc qu'à formaliser la pensée en vue d'une communicabilité. Cette hypothèse des neurologues rejoint celles des tenants du langage mental. Ils défendent l'idée qu'il existe dans les esprits individuels des représentations mentales combinables entre elles en unités plus complexes et indépendantes des langues de communication. Si une personne dit « un homme court » et une autre « *a man is running* », ils expriment tous les deux le même état mental complexe dont l'agencement et les éléments constitutifs sont universels et ne dépendent pas de la langue dans laquelle cet état mental va s'exprimer. Ces symboles mentaux auraient une structure compositionnelle semblable à celle des langues parlées. Le philosophe américain, Jerry **Fodor** est un des grands promoteurs de ce langage de la pensée.[1]

Cette idée d'une pensée sans langage ou d'une pensée prélinguistique n'est d'ailleurs pas neuve. On la retrouve déjà à travers les œuvres des philosophes de l'Antiquité et du Moyen-Âge et elle est consubstantielle de la question de la différenciation entre discours intérieur et discours extérieur.

Voix intérieure et extérieure

Ces questions portant sur l'articulation de la pensée et du discours intérieur et sur l'articulation entre le discours intérieur et extérieur passionnaient les philosophes de l'Antiquité. Les débats et désaccords portaient sur les diverses façons de concevoir ce discours intérieur. Est-ce une étape intellectuelle préparatoire prélinguistique ? Ou ce discours intérieur fait-il quand même usage de représentations mentales des mots oraux ? Ou bien cette voix intérieure est-elle totalement configurée sur le modèle du langage ? Claude Panaccio[2] a retracé l'évolution de ces débats.

Les textes les plus anciens qui traitent du sujet semblent être ceux de **Platon** (428/427 - 348/347). Il y affirme la quasi identité de la pensée et du discours : « Eh bien, pensée et discours ne sont qu'une même chose, sauf que le discours intérieur (*entos dialogos*) que l'âme tient en silence avec elle-même a reçu le nom spécial de pensée. »[3]

Aristote (384 - 322) différencie d'avantage les aspects de la pensée. Le terme de logos dans ses textes renvoie aussi bien à la cogitation de l'esprit (*animi cogitatio*) et à la délibération intérieure (*intra se ratiocinatio*) qu'au discours oral (*oratio*). Le discours intérieur fait partie de ces états d'âme

---

1 FODOR (J.), *L'esprit ça ne marche pas comme ça*, Paris : Odile Jacob, 2000.

2 PANACCIO (C.), *Le discours intérieur de Platon à Guillaume d'Ockam*, Paris : Seuil, 1999

3 *Ibid.*, p. 31.

identiques chez tous et antérieur à la traduction en langue ; il ne correspond à aucune langue conventionnelle de communication. Aristote estime que les croyances et le discours intérieur font partie de ces états d'âme qui, contrairement aux écrits et aux mots parlés, sont identiques chez tous. Aristote anticipe de la sorte les thèses actuelles des neurologues ou de Jerry Fodor.

On retrouve plus ou moins la même conception du discours intérieur chez **Augustin** (354 - 430) **:** le verbe intérieur (*verbum in corde*) n'est lié à aucune langue particulière. C'est seulement lorsqu'on veut le communiquer à autrui qu'on doit le traduire dans un idiome conventionnel compréhensible. Augustin insiste sur la distinction radicale qu'il faut tracer selon lui entre les représentations mentales de mots extérieurs, parole silencieuse et linguistiquement déterminée, et le véritable verbe mental qui n'appartient lui à aucune langue de communication et qui est antérieur à tous les signes.[1] Il distingua ainsi deux sortes de paroles mentales : celles qui ne sont d'aucun langage et celles qui sont constituées par des images et des sons.

Boèce (480-524) résume ces positions en affirmant que la proposition existe de trois façons : dans l'esprit, dans l'oral et dans l'écrit. La proposition conçue dans l'esprit est composée de concepts, les termes mentaux sont naturels tandis que les termes oraux et écrits sont conventionnels.

Jean **Damascène** (676-749), théologien chrétien d'origine syriaque mais de langue grecque, distingue le *logos endiathetos* et le *logos prophorikos*. Cette distinction a été proposée suite à d'importants débats opposants stoïciens et platoniciens sur la rationalité et le statut moral des animaux. Comment distinguer l'être humain de l'animal ? Est-ce par le logos endiathetos ? Ce discours intérieur possède-t-il les caractéristiques de la rationalité humaine ? Ou est-il

---

[1] *Ibid.*, p. 35.

nécessaire, au sein de ce discours intérieur, de spécifier ce qui serait spécifique de l'homme et ce qui serait commun aux animaux puisqu'ils sont eux aussi capables de se représenter des situations futures et de préparer des stratégies et des plans d'action ? Pour Damascène, le logos endiathetos est clairement indépendant des langues orales mais, en même temps, rattaché à la pensée discursive et délibérative et, dès lors, moralement responsable. Ce discours intérieur se caractériserait donc par une discursivité intellectuelle prélinguistique dans laquelle les connexions logiques s'organisent et où la réflexion se structure.

Récemment, le linguiste Victor **Rozenthal** a repris le sujet de la voix de l'intérieur dans un article.[1] Il y défend l'hypothèse selon laquelle cette « véritable voix », pour reprendre ses mots, serait un champ d'exercice permettant à la personne d'apprivoiser son langage, de modeler, de nuancer sa pensée. Cette voix intérieure offre des possibilités de répétitions, de révisions, de jeux, d'expérimentations, de mises en forme, d'inventions, de fictions, etc. : « Avec le concept de la voix intérieure, la parole à soi devient une institution de la vie humaine, et à ce titre, elle est un vecteur et un régulateur de la vie psychique et sociale. Tout d'abord, elle conforte l'autonomie de l'être face à l'actualité : c'est le décrochage par rapport au mode purement immersif et participatif de la perception et de l'action, et donc d'une prise de distance, d'un retour réflexif. En tant qu'agence, porte-parole, instance, elle m'institue comme sujet répondant de mes actes. »[2] La voix intérieure serait le lieu d'apprentissage du mode de vie social. C'est l'endroit qui permet de s'exercer aux compétences sociales par des dialogues imaginaires ; elle servirait à la régulation psychique,

---

[1] ROZENTHAL (V.), « La voix de l'intérieur », in *Intellectica*, 2012/2, 58, pp. 53-89.

[2] *Ibid.*, p. 67.

à la gestion des espoirs, conflits, à la concordance entre les intentions et les actes, etc. Elle est « une reconduction dans la solitude d'un mode de vie social. »[1] Rozenthal se rapproche ici de la fonction de rationalité et de logique de la pensée aristotélicienne.

Mais, paradoxalement, Rozenthal rappelle que cette voix intérieure peut être considérée comme venant de l'extérieur. Elle peut se distancier de la personne qui (se) parle et être vécue comme extérieure. Ce fut le cas pour les Grecs qui l'interprétaient comme étant la voix divine, le *daimôn*, la voix des dieux qui guident nos actions. Cette extériorité peut être créée par la personne elle-même. Rozenthal rappelle ainsi le phénomène du compagnon imaginaire que l'on observe assez souvent chez les enfants de quatre à huit ans : l'enfant imagine la présence d'un compagnon auquel il parle et qui lui parle. L'enfant peut lui donner un nom, des traits de caractère et, à l'occasion, lui attribuer les bêtises qui lui sont reprochées. Cela permet à l'enfant de ne pas être seul et d'extérioriser par une mise en scène un dialogue intérieur. De même, lors de la lecture d'un livre, la voix intérieure peut devenir celle qu'on prête de manière imaginaire à l'auteur du livre. Dans la lecture silencieuse, une non-voix (celle de l'auteur) est entendue par une non-oreille.

Ces exemples de voix intérieures exteriorisées sont autant d'arguments visant à défendre, comme nous allons le faire, une pensée discursive et la conviction qu'on ne peut faire l'économie de l'altérité d'autrui dans ce dialogue dit intérieur. La voix intérieure n'est pas présente avant la pensée et la pensée ne permet pas cette séparation interne / externe, pensée solitaire / parole adressée à un autre. Cette question est centrale dans tous les débats au sujet de la psychothérapie et de son objet : la thérapie doit-elle porter sur les pensées intérieures du patient et développer des

---

[1] *Ibid.*, p. 70.

techniques permettant de les modifier ou de les contrôler ? C'est la position des thérapies cognitives : elles traitent du dialogue intérieur comme s'il s'agissait d'une entité en soi, indépendante de tout le reste. Elles se concentrent sur la construction de modèles de traitement de l'information et de représentation mentale. Le cerveau génère et stocke des schémas comme structures mentales pour catégoriser l'information. Il y aurait une structure cognitive interne au cerveau et les phénomènes basés sur le langage sont compris en termes de processus cognitifs internes. On voit bien comment cet intérêt pour la voix intérieure mène à une psychologie cognitive et à toute la variété de thérapies qui en découlent.

On peut opposer cette psychologie cognitive à la psychologie dite discursive. Depuis les années 2000, cette dernière vise à réorienter la psychologie autour du discours.[1] Elle refuse de réduire la vie psychique et les interactions sociales aux fonctionnements cognitifs, voire computationnels, des processus mentaux. Là où l'approche cognitive suppose que les esprits / cerveaux sont des machines à traiter l'information et que les catégories du langage représentent ces processus cognitifs, la psychologie discursive rétorque qu'une représentation mentale ou une catégorisation cognitive ne seront jamais mises en évidence par la neuro-imagerie et qu'il s'agit là d'une vision inadéquate du langage. Le langage ne doit pas être considéré comme le moyen de communiquer les pensées intérieures d'un esprit à un autre. Il n'y pas de langage privé. Le langage est toujours une activité publique et sociale et est d'emblée adressé à un autre. « *Les mots sont des actes* »,[2] écrit Wittgenstein. Les mots sont effectivement toujours plus que des mots : on cherche à

---

[1] BILLIG (M.), « La psychologie discursive, la rhétorique et la question de l'agentivité », in *Semen, Revue de sémio-linguistique des textes et discours*, 27, 2009, pp. 157-183.

[2] WITTGENSTEIN, (L.), *Culture and Value*, Oxford : Blackwell, 1980, p. 46.

en faire quelque chose. Il s'agit, au-delà des mots, de comprendre les intentions. Wittgenstein a combattu l'idée que l'usage de mots tels que « croyances » ou « sentiments » référeraient à des états internes. Utiliser ces mots « psychologiques » revient souvent à s'engager dans une activité sociale complexe : « je crois qu'il pleuvra demain » n'est pas l'activation cognitive d'une structure de croyance mais peut-être l'expression d'un doute, d'une crainte, d'un espoir en fonction du contexte et de l'auditeur.

L'opposition cognitif *versus* discursif se prolonge par celle bien connue entre langue et parole. Les psychologues discursivistes se sont dès lors également opposés à la linguistique formelle, lui reprochant de représenter le langage de manière idéalisée plutôt que d'observer ce que les gens disent effectivement.

Cela nous permet de faire la transition vers la question de la logique supposée d'une pensée. La voix intérieure, le bon fonctionnement du processus cognitif doivent garantir à la pensée d'acquérir la logique qu'on attend d'elle et de lui permettre de se distinguer ainsi d'une pensée malade ou folle.

2. Logique linguistique et ab-sens psychanalytique

Le délire ou d'autres pensées pathologiques se différencieraient par leur incohérence ou leur manque de logique. Une pensée saine et vraie serait donc logique. À travers certaines citations de Descartes, Freud et Lacan, nous critiquerons cette conception mais auparavant rappelons que ce point de vue classique de la linguistique traditionnelle s'enracine dans l'idée selon laquelle cette voix intérieure serait le moment et l'endroit permettant de façonner une pensée logique.

Logique de la linguistique

Aristote, en voulant s'opposer à l'approche rhétorique qui voit dans le langage un moyen d'agir sur autrui, a développé une réflexion sur la logique du langage. Il tente d'articuler langage et vérité, de mettre en relation la structure du langage et les propositions par lesquelles l'esprit énonce des jugements vrais ou faux. La vérité se fonde sur la complémentarité entre le sujet et le prédicat : dans le « je suis le roi », pour que l'énoncé soit vrai, il faut une identité entre « je » et « roi ». Chez Aristote, le discours intérieur n'est pas une langue conventionnelle de communication mais il s'agit bien du lieu des rapports logiques formels, de la logique d'implication et de contrariété. Les différentes unités mentales entretiennent les unes avec les autres des rapports d'ordre logique : la vérité de certaines unités entraine ou exclut la vérité d'autres. Il existe entre elles des rapports d'incompatibilité ou d'implication. L'*esô logos* est ainsi le lieu par excellence de la logique, du syllogisme ; le discours intérieur n'est pas dialogue mais d'abord raisonnement. C'est le lieu de la démarche cognitive, de la reconnaissance cognitive des connexions logiques de tous ordres, le lieu du traitement mental des rapports logiques.[1] Si l'intellect est le domaine propre de la vérité et de la fausseté, les propositions mentales doivent être l'endroit privilégié des valeurs de vérité.

L'ambiguïté propre au langage humain tiendrait au passage du discours intérieur vers le discours extérieur. Un exemple courant au Moyen-Âge pour illustrer cette difficulté est la phrase : « Socrate a vu deux fois tous les hommes sauf Platon. » Exprimée ainsi, la phrase ne dit pas clairement si Socrate n'a vu Platon qu'une seule fois, s'il ne l'a pas vu du tout ou s'il l'a vu trois fois. La proposition orale ne permet pas de manifester la logique du discours intérieur avec

---

[1] « Une proposition mentale affirmative est vraie si et seulement si la composition intellectuelle qui s'y trouve opérée correspond à une union réelle dans un état de choses extérieur. » (PANACCIO [C.], *Op. cit.*, p. 46)

transparence. D'où la tentation de certains auteurs de distinguer un discours intérieur et un discours extérieur. L'ambiguïté du discours externe tiendrait au fait que l'ordre original sans équivoque de la proposition mentale a été transformé au moment de produire la phrase orale.

Les fondements de la linguistique semblent être cette conception de la pensé et du langage ainsi réglés par les principes de la logique : le vrai et le faux sont reconnus d'abord comme propriétés du discours intérieur ; ensuite, via la thèse de la quasi similitude des processus mentaux avec les processus de discours, ces propriétés de véracité et de fausseté sont transposées vers les processus de discours extérieurs avec plus ou moins de lisibilité. La linguistique se définit comme la science des langues : ces langues sont définies par des propriétés (de substance et de forme) et ces propriétés doivent répondre aux exigences de régularité, de répétabilité, de reproductibilité sans quoi aucune science n'est possible. La langue y est généralement conçue comme recherche de signification. Décrire une langue c'est surtout décrire certaines relations existant entre ses éléments. Ces relations relèvent principalement de la logique. Ainsi, la valeur d'un énoncé tient à l'ensemble des possibilités d'inférence qu'il renferme. Pour tenir pour vraie la phrase « quelques hommes sont méchants », il faut accepter que « quelques êtres méchants sont hommes ». Ces rapports logiques permettent de distinguer les pensées vraies et les pensées fausses, les déclarations (actes illocutoires) vraies et les déclarations fausses : « le fait que des actes illocutoires de certaines formes aient des conditions de succès ou de satisfaction plus fortes que d'autres montre qu'il existe un ordre à priori de la pensée et du monde. Il n'est pas possible d'avoir certaines pensées sans en avoir d'autres, pas plus qu'il n'est possible que certaines pensées soient vraies si d'autres ne le sont pas également. »[1] Il existe dès lors des énoncés qui sont incompatibles du point de vue véri-conditionnel en sémantique générale : « Jean, fais-le » et « Jean ne peut pas le faire » ont des conditions de vérité incompatibles.

De même, un acte de discours est satisfait dans le contexte d'une énonciation si son contenu propositionnel est vrai dans le monde de ce contexte. Il faut que les mots s'ajustent aux choses : « En sémantique générale, la loi du tiers exclu s'applique aux valeurs de succès et de satisfaction des actes de discours de même qu'elle s'applique aux valeurs de vérité des propositions. »[2] Si ce n'est pas cohérent ou logique, ce n'est pas du langage. « D'un point de vue purement sémantique, un locuteur qui utilise un énoncé illocutoirement incohérent ne parle pas littéralement (...)[3] D'un point de vue philosophique, les propositions ont des valeurs de vérité parce qu'elles représentent des états de choses qui existent ou n'existent pas dans le monde. »[4] La sémantique classique présuppose la logique formelle sensée garantir cohérence et rationalité.

Le problème est bien sûr que la parole de l'être humain dans la vie de tous les jours est telle qu'on la rencontre lors d'un entretien clinique : faite d'ambivalences et de contradictions, d'incohérences et d'illogismes. Le « je veux » coexiste avec le « je ne veux pas », le « j'aime » est lié au « je déteste » ; « je veux quitter cette personne » est associé à « je vais rester avec elle », le « je veux arrêter de boire de l'alcool ou de prendre des drogues » n'empêche aucunement les consommations. Ce refus du tiers-exclu et ce manque de logique sont encore plus apparents dans les discours dits

---

1 VANDERVEKEN (D.), *Les Actes de discours*, Liège : Pierre Mardaga Editeur, Philosophie et Langage, 1988, p. 10.

2 *Ibid.*, p. 35.

3 *Ibid.*, p. 50.

4 *Ibid.*, p. 83.

délirants : la parole est incohérente, déstructurée et, bien souvent, n'est plus en lien avec les autres idées de la personne ou avec ses actes.

La pensée rationnelle fondée sur des règles de logique n'est pas celle à laquelle nous sommes confrontés au quotidien dans les rapports humains et certainement pas lors de nos rencontres avec des patients. La pensée humaine dépasse la logique, refuse de s'y limiter. C'est ce qu'a mis en évidence la psychanalyse et, avant elle, certains philosophes tels que Descartes.

Une pensée rationnelle n'est pas que logique

Dans *Discours de la méthode*, Descartes critique les fondements d'une logique formelle de la pensée[1] et dans *Méditations*, il refuse d'expulser l'irrationnel hors de la pensée. Il rappelle que les sens peuvent tromper et que s'ils peuvent me tromper quelques fois, ils ne sont plus dignes de

---

[1] La logique est une condition nécessaire de toute pensée vraie, elle n'est cependant pas suffisante : la logique et ses principes garantissent la forme de la pensée mais pas son contenu. Or si le contenu des énoncés ou les principes à partir desquels on raisonne sont faux, le raisonnement aboutira à des conclusions fausses mêmes si la logique du raisonnement est respectée. Ainsi, un syllogisme à partir d'un énoncé faux aboutit à une conclusion fausse : « tous les oiseaux sont ovipares, la chauve-souris est un oiseau, la chauve-souris est un ovipare » est un raisonnement formellement valide mais comme une des prémisses n'est pas correcte, la conclusion est fausse. Il n'est donc pas suffisant de penser de manière logique et cohérente. Il est également nécessaire de trouver un critère de vérité qui permette de garantir la vérité du contenu de nos idées ou principes. Pour cela, Descartes propose de dépasser la logique par une méthode qui se compose de quelques règles certaines et faciles. Il en propose quatre : 1. N'accepter pour principes que les idées indubitables, claires et distinctes (règle de l'évidence) ; 2. Décomposer les difficultés (règles d'analyse) ; 3. Ordonner les idées selon des liens déductifs (règle de synthèse) ; 4. Vérifier l'ordre et la rigueur des « chaînes de raison » ainsi établies (règles de dénombrement) (DESCARTES [R.], *Discours de la méthode*, Paris : Flammarion, 2000.)

confiance.[1] Le rêve est l'exemple même durant lequel les sens sont trompeurs et il compare la tromperie du rêve avec l'extravagance des délires : « Et comment est-ce que je pourrais nier que ces mains et ce corps-ci soient à moi ? Si ce n'est peut-être que me comparer à ces insensés, de qui le cerveau est tellement troublé et offusqué par les noires vapeurs de la bile, qu'ils assurent constamment qu'ils sont des rois, lorsqu'ils sont très pauvres ; qu'ils sont vêtus d'or et de pourpres, lorsqu'ils sont tout nus ; ou s'imaginent être des cruches, ou avoir un corps de verre. Mais quoi ? Ce sont des fous, et je ne serais pas moins extravagant, si je me réglais sur leurs exemples. Toutefois, j'ai ici à considérer que je suis un homme, et par conséquent que j'ai coutume de dormir et de me représenter les mêmes choses, ou quelques fois de moins vraisemblables, que ces insensés, lorsqu'ils veillent. »[2] Le rêveur est plus fou que le fou. D'où le commentaire de **Derrida** : « La folie n'est qu'une faute des sens et du corps, un peu plus grave que celle qui guette tout homme éveillé mais normale, beaucoup moins grave, dans l'ordre épistémologique, que celle à laquelle nous sommes tous livrés dans le rêve. »[3] Ainsi, raison et folie se retrouvent ensemble au sein de la pensée cartésienne. « Que je sois fou ou non, Cogito sum. La folie n'est qu'un cas dans la pensée. »[4] On sait comment Descartes va ensuite distinguer pensées logiques et pensées trompeuses : si le « mauvais génie » inspire la tromperie des pensées, Dieu va venir garantir la source de vérité de la pensée vraie. Mais ce mauvais génie n'aura pas pu empêcher ma certitude

[1] « J'ai quelques fois éprouvé que ces sens étaient trompeurs, et il est de la prudence de ne se fier jamais entièrement à ceux qui nous ont une fois trompés » (ID., *Méditations métaphysiques*, Paris : Gallimard, Folioplus, p. 10.)
[2] *Ibid.*, pp. 10-11.
[3] DERRIDA (J.), *L'écriture et la différence*, Paris : Seuil, 1967, p. 80.
[4] *Ibid.*, p. 86.

d'exister : « il n'y a donc point de doute que je suis, s'il me trompe ; et qu'il me trompe tant qu'il voudra, il ne saurait jamais faire que je ne sois rien. »[1] A l'exception de la certitude du cogito, la pensée est un doute qui se partage entre idées vraies et tromperies.

Processus primaire chez Freud : rêves et délires

On retrouve cette dualité cartésienne de la pensée chez Freud dans son opposition entre processus primaire et processus secondaire telle que décrite, entre autres, dans *L'interprétations des rêves* en 1900 : la pensée n'est pas seulement logique, consciente et portée vers l'adaptation à la réalité extérieure et sociale (processus secondaire), elle est aussi pulsionnelle et indépendante de cette réalité extérieure. Elle est libre, déliée, hors sillon de la réalité (processus primaire). Les rêves sont constitués par les deux processus : « Il faut donc admettre que deux processus psychiques essentiellement différents participent à la formation du rêve. L'un crée des pensées de rêve semblables à tous points à celle de la veille, l'autre en dispose d'une façon étrange et tout-à-fait anormale. »

Ces processus primaires de la pensée sont de purs processus de transformation, ils n'ont pas de caractéristiques définitives. Ils ne sont ni individuels, ni collectifs, ni intérieurs, ni extérieurs. Ils créent l'altérité en soi, l'extérieur à l'intérieur et vice versa. Les pensées qui le constituent peuvent porter sur une chose et sur son contraire, elles sont atemporelles : « Les processus primaires apparaissent chaque fois que des représentations, abandonnées par l'investissement préconscient et laissées à elles-mêmes, se chargent de l'énergie de l'inconscient, libre et qui cherche à s'écouler. Quelques autres observations nous permettent

---

[1] FREUD (S.), *L'interprétation des rêves*, Paris : Presses Universitaires de France, 1967, p. 508.

d'affirmer que ces processus dits anormaux ne sont pas des déviations, des fautes de pensée, mais les modes de travail de l'appareil psychique lorsqu'il est libéré de toute inhibition. »[1] Le processus secondaire est nécessaire pour que ces pensées se temporalisent et puissent se définir : « L'activité du premier système tend à faire écouler librement les quantités d'excitation, et le second système, au moyen des investissements qui émanent de lui, inhibe cet écoulement et en fait un investissement tranquille, probablement en élevant son potentiel. » [2] Mais nous verrons que pour que les processus secondaires ne deviennent pas des pensées figées, obsessionnelles, mélancoliques, persécutrices ou autres, il faut maintenir le mouvement des processus primaires.

C'est par ce processus primaire que la pensée normale rejoint le rêve et le délire : « Car la maladie ne suppose ni la destruction de l'appareil ni créations de nouveaux clivages internes ; il faut l'interpréter d'une manière dynamique, comme un renforcement ou un affaiblissement des composantes d'un jeu de forces, dont les fonctions normales nous dissimulent beaucoup l'effet. »[3] Cette similitude entre rêve et pathologie, entre rêve et délire est une des hypothèses principales de la *Traumdeutung*. Freud reprend d'abord les travaux de nombreux auteurs et philosophes qui, longtemps avant lui, ont souligné les similitudes entre la folie et le rêve pour ensuite développer sa conception du délire : l'accomplissement de désirs est le trait commun aux représentations du rêve et des psychoses. Les délires ont un sens et ne sont incompréhensibles que parce qu'ils sont lacunaires, parce qu'ils ont été l'objet d'une censure, mais le délire et le rêve ont la même origine : le refoulé. A l'instar des rêves, le délire est un discours, certes étrange, mais un discours qu'il s'agit de décoder. Dans *Délire et rêves dans la*

---

[1] *Ibid.*, p. 514.
[2] *Ibid.*, p. 510.
[3] *Ibid.*, p. 517.

Gravida de Jensen, publié en 1907, Freud confirme ce rapprochement entre délire et rêve : « Le rêve et le délire procèdent de la même source, du refoulé ; le rêve est, pour ainsi dire, le délire physiologique de l'homme normal. »[1] [2]

L'ab-sens lacanien

Les liens entre la psychanalyse lacanienne et la linguistique sont nombreux et complexes, [3] mais fondamentalement leurs positions s'opposent : pour la linguistique, le sujet reste maître de sa parole, s'en sert pour s'exprimer et communiquer, le langage n'est qu'un instrument au service de la pensée, tandis que pour Freud et Lacan, l'homme est assujetti au langage, il en dépend, il n'en est pas maître, il n'y a pas de liberté de penser, que ce soit pour l'expression de sa pensée consciente ou de sa pensée inconsciente.

C'est la confrontation avec le discours des patients / analysants qui impose ce point de vue et plus spécifiquement avec les pensées du rêve mais aussi avec celles de la folie, avec le délire : le discours délirant ne correspond en rien au langage du linguiste. Il ne répond pas aux critères de la logique formelle, il n'est pas cohérent avec les autres pensées ou actes de la personne. Pour Schreber, parler n'est pas communiquer une signification. Il insiste sur le non-sens des voix qu'il entend. Il ne comprend pas le sens de ce qu'il dit ; le signifiant et le signifié, la syntaxe et la sémantique, l'énonciation et l'énoncé s'y trouvent dissociés.

---

[1] ID., *Délire et rêves dans la Gradiva de Jensen*, Paris : Gallimard, 1986, texte de 1907, p. 208.

[2] *Néanmoins plus tard, Freud, en 1915, opposera rêve et délire : «* Le rêve connaît une régression topique ce qui n'est pas le cas pour la schizophrénie ; dans le rêve la circulation est libre entre investissement de mots (Pcs) et investissement des choses (ics) ; il est caractéristique de la schizophrénie que cette circulation soit coupée. »

[3] KRESS-ROSEN (N.), « Linguistique et antilinguistique chez Lacan », in *Confrontations psychiatriques*, n°19, 1981, pp. 145-162.

Ces différences de conception du langage sont articulées à la question du sujet et aux différentes manières de concevoir ce dernier : sujet psychologique classique, sujet de l'énoncé, maître de la communication et de la signification chez les linguistes ; sujet de l'énonciation assujetti au signifiant, sujet représenté de manière temporaire par ce signifiant chez Lacan. Les éléments de la topologie qui dominent les travaux de Lacan à partir des années 1960 confirment cette orientation : Lacan y radicalise la rupture de l'inconscient avec la conscience. Il n'est plus question que l'inconscient soit l'autre face de la conscience, qu'il soit son négatif. Lacan se détourne totalement de la sémantique de la conscience et fonde l'inconscient sur la notion d'ab-sens. L'ab-sens est d'abord absence de métalangage : il n'y pas d'Autre de l'Autre, il n'y a pas un lieu de la Vérité, un lieu qui garantit le sens définitif, un lieu qui dise toute la Vérité sur le désir : « Il n'y a pas d'autre métalangage que toutes les formes de la canaillerie, si nous désignons par-là les curieuses opérations qui se déduisent de ceci, que le désir de l'homme c'est le désir de l'Autre. Toute canaillerie repose sur ceci, de vouloir être l'Autre, j'entends le grand Autre, de quelqu'un, là où se dessinent les figures où le désir sera capté. »[1] Il n'y a pas de discours fondationnel qu'il soit religieux, spirituel, philosophique ou encore psychologique. Tous les discours aux prétentions de Vérité absolue ne sont que des « canailleries ». Il n'y a plus le symbolique comme édifice de toute la structure du langage et comme garant de la névrose si aucun signifiant n'en serait forclos. Il n'y a de vérité que dans la logique propositionnelle. Ce que je dis est vrai. Comme lorsque je dis « il fait jour » : « Ce fait, qu'il fasse jour, n'est fait que de cela, ce soit dit. Le vrai ne dépend (...) que de mon énonciation, à savoir si je l'énonce à propos (...) Que ce soit vrai n'est pas un fait, si je n'ajoute

---

[1] LACAN (J.), « L'envers de la psychanalyse », in *Le Séminaire Livre XVII*, Paris : le Seuil, 1991, pp. 68-69.

pas expressément qu'au reste, c'est vrai. Seulement, comme le fait très bien remarquer Wittgenstein, justement, c'est superflu que je l'y ajoute. »[1] Si je le dis, c'est vrai. La vérité n'est plus l'adéquation d'une proposition à un état des choses mais elle est intrinsèque au langage. « Moi, la vérité, je parle », dit Lacan, ce qui signifie que la vérité n'est pas assurée par un métalangage, par un langage apte à dire le vrai sur le vrai. Par conséquent, la vérité de ce que dit l'analysant est à trouver à même son dire. Même s'il ment, il dit la vérité sur quelque chose : il ment.

Il n'y a donc pas d'isomorphisme entre le langage et la réalité ; la vérité est intrinsèque au discours et il n'y a pas de vérité extérieure garante de sens qui permettrait de différencier les discours entre paroles sensées et insensées. Au contraire, les discours lacaniens se caractérisent par l'absence de rapport de signification puisque le rapport de la signification demeure incapable de traiter des manifestations de l'inconscient qui ne cessent de surprendre et d'étonner : « L'analyste fait le pari d'écouter l'ab-sens, l'éloignement du sens et le non-sens en jeu dans les formations de l'inconscient (...) La psychanalyse est donc basée en vérité sur l'absence de rapport de signification. » [2]

Le rêve, le mot d'esprit, le lapsus, le délire et d'autres phénomènes de langage supposent ce passage du sens vers l'ab-sens. Le discours des patients s'écarte souvent de toute logique et se constitue de dits contradictoires dénués de sens.

---

[1] *Ibid.*, p. 68.

[2] FIERENS (C.), *Le discours psychanalytique. Une deuxième lecture de l'Etourdit de Lacan*, Toulouse : Point Hors Ligne, Editions Erès, 2012, p. 52.

C. Les Discours

1. La structure du discours

Vers 1970, Lacan remplace la parole par le discours et sa ronde. Ces discours sont représentés sous forme de mathèmes. Le mathème est un terme inventé par Jacques Lacan pour désigner la formalisation algébrique des concepts de psychanalyse qu'il avait opérée en vue de leur transmission. Lacan donne plusieurs définitions du mathème ; entre autres et de façon particulière, il le relie à l'existence des quatre discours principalement exposés dans son séminaire de 1969-1970, *L'Envers de la psychanalyse.* Le mathème est cette écriture qui correspondrait le mieux au discours de la psychanalyse et qui permettrait de rendre compte de son expérience pour la transmettre. Il s'agit d'une construction intuitionniste [1] dont la limite est que la

---

[1] La construction intuitionniste requière notre capacité à construire l'individuel en accord avec les instructions générales. Il s'agit d'une performance de construction de la subjectivité. Seule la performance permet d'universaliser le discours. Ceci suppose une action. La valeur de vérité des jugements de méthode dépend non pas de la correspondance entre l'énoncé et un état de choses autonome, mais de l'adéquation entre l'énoncé et l'action, entre ce que le sujet dit et ce qu'il fait. La validité intuitionniste, c'est la constructibilité. L'intuitionnisme renonce à la définition dogmatique de la vérité sans pour autant renoncer à la notion même de vérité comme le fera le scepticisme. Ce que l'intuitionnisme conteste, c'est la validité universelle du tiers-exclu propre à la définition dogmatique de la vérité. Pour les systèmes dogmatiques, un énoncé complet est vrai ou faux, sans alternative possible. Pour le système intuitionniste en revanche, l'acte de connaissance autorise une troisième possibilité. Lorsqu'on postule que les états des choses sont produits par l'activité de synthèse du jugement, le critère de vérité devient interne et il est dès lors impossible de le séparer d'une certaine possibilité d'expérience. La vérité ne sera plus définie indépendamment de la subjectivité. Sa valeur ne dépendra plus de la correspondance entre l'énoncé et un état des choses mais bien de l'adéquation entre ce que

perception risque d'en éclipser la construction. Mais la forme algébrique permet de ne pas se limiter à l'anecdotique de la perception ; elle garantit une certaine rigueur et la possibilité d'une transmission pour autant justement que le mathème suppose qu'on le fasse, qu'on le fabrique, qu'on le trouve ou le retrouve par soi-même. Il ne s'agit donc aucunement d'un modèle ou d'un axiome. Ce n'est pas une forme de métalangage. Lacan veut éviter une position de savoir objectif et universel, éviter la position universitaire. Les mathèmes ne sont qu'une construction permettant à chacun d'effectuer un travail dans le va-et-vient de l'observation clinique à la réflexion théorique. C'est ce qui permet l'usage que nous en faisons dans cet ouvrage pour défende nos hypothèses sur le délire.

Un des intérêts de cette construction de discours est précisément d'éviter tous les dualismes que nous venons de décrire : voix intérieure *versus* voix extérieure,[1] pensée logique *versus* pensée illogique, mais aussi d'autres tels que psychisme individuel *versus* pensée collective. La structure du discours pensé par Lacan supprime ces distinctions : le discours lacanien est pensée et parole, intérieur et extérieur, individuel et collectif ; il est *logos endiathetos* et *logos prophorikos*, énoncé et

---

le sujet dit et ce qu'il fait, entre l'énoncé et l'action propre à la méthode de connaissance. Il n'existe pas de réalité en soi, de vérité en soi. Déterminer la réalité et la vérité n'est possible qu'à l'intérieur d'un acte de connaissance, d'une méthode de connaissance.

[1] Ce refus de l'opposition intérieur / extérieur se retrouve dans toute la topologie lacanienne. La bande de Moebius ou la bouteille de Klein, par exemple, qui, même si elles ne sont pas des tentatives de représenter l'appareil psychique - ce ne sont pas des modèles mais des constructions -, remettent en question l'espace, effacent toute séparation entre l'intérieur et l'extérieur, entre un intra-psychique et un extra-psychique social ou environnemental. Lacan y passe de surfaces bilatères à des surfaces unilatères. Contrairement à la logique classique, la topologie de Lacan est fondée sur le refus du tiers-exclu (entre intérieur et extérieur, entre différenciation et identification…), rejoignant de la sorte la logique intuitionniste.

énonciation ; il est conscient et inconscient, logique et insensé, raison et déraison ; il est définition et ce qui y échappe ; il est discours du sujet et langage sans sujet, mais il est surtout changement permanent de discours, transformation incessante de pensée.

Répétons encore une fois que le discours de Lacan s'oppose à la langue des linguistes. C'est un mathème de discours à partir de l'expérience psychanalytique : les discours des patients sont différents des langues de la linguistique classique. La parole et les symptômes des névrosés viennent sans cesse ébranler la logique linguistique ; le mot d'esprit, le rêve, le lapsus, tout ce qui exprime le désir, consciemment ou inconsciemment, réfutent cette logique. La parole humaine est équivoque, elle est toujours vraie et fausse à la fois ; le discours ne se résume jamais à une simple communication d'une pensée logique et cohérente. De même, le délire dit psychotique, bien sûr, ne respecte en rien les conditions et la logique de la sémantique générale. Non seulement l'énoncé des discours diffère de la logique des linguistes mais ces mathèmes permettent également de souligner l'importance de l'énonciation, du dire dans ce qui se joue entre psychanalyste et analysant. Au-delà des mots prononcés, l'énonciation pointe l'importance du transfert, de l'enjeu relationnel dans tout discours et dans un lien social comme celui d'une séance d'analyse.

Le discours fait lien social

Lacan distingue quatre discours dont la structure est commune et qui comportent quatre places : l'agent ou semblant, l'Autre, la production ou plus-de-jouir et la vérité. Le formalisme du discours est d'abord schématisé par le rapport d'un agent à l'autre du discours :

agent   Autre
semblant ⟶

Les deux positions, de l'agent et de l'Autre, se dédoublent chacune en deux champs ou deux places. L'agent se retrouve schématisé au-dessus de la Vérité.

Agent

―――

Vérité

La place de l'Agent est celle du lieu de production du discours. La place du dessous est celle de la Vérité, du soubassement, de ce qui fonde le discours, la place sur laquelle l'Agent s'appuie. La Vérité est intrinsèque à chaque discours. Elle n'est pas un extérieur auquel le discours doit se confronter.

Le trait horizontal est la marque entre ce qui est au-dessus visible, semblant et ce qui est au-dessous caché.

De l'autre côté, l'Autre se trouve au-dessus de la Production du discours :

Autre

―――

Produit

Le Produit est ce que l'Agent produit par le discours dans l'Autre ou dans la réalité.

Dans le schéma complet du discours, l'Agent est relié à l'Autre par une flèche qui désigne l'acte de discours, tandis qu'entre le Produit et la Vérité, il y a un lien impossible, ce qui est représenté par deux barres transversales. Le Produit n'atteint pas la Vérité. Il y a un raté dans le discours, un raté dans chaque lien social mais cet impossible du discours le fait basculer vers un autre.
Le schéma général du mathème du discours est ainsi souvent représenté de la manière suivante :

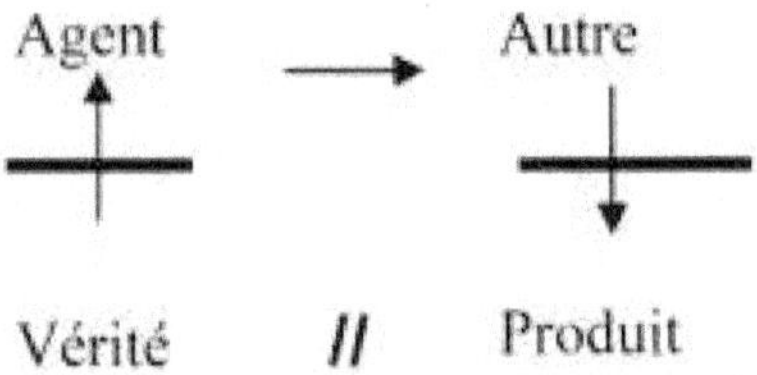

Ces quatre places sont immuables dans chacun des discours. Un Agent agit donc sur l'Autre et il résulte de cette action un Produit. La Vérité du discours est le lieu à partir duquel l'Agent tient son discours. L'Agent est précipité dans l'acte du discours comme semblant[1] de sujet qui prend la parole. L'Agent tient un discours qui le fait être mais la Vérité de son acte est cachée. La Vérité de son acte se dérobe. Le grand Autre est la place de celui à qui s'adresse le discours ; c'est un lieu non personnifié mais qui permet de se décaler par rapport au semblant du sujet. Ce n'est que lorsque la personne identifiée comme Agent se met à parler à un autre que le raté de son discours ébranle son identification, que le sujet ne peut plus s'en contenter et s'en sépare ; il ne peut plus se limiter à cette identification et est obligé de continuer à penser. C'est fondamental au niveau

[1] FIERENS (C.), *Logique de l'inconscient. Lacan ou la raison d'une clinique*, Paris : L'Harmattan, 2007, p.143.

clinique : c'est par l'adresse à un autre incarnant le grand Autre qu'une personne peut se détacher de son semblant d'identification qui lui assure la position d'Agent pour se remettre à penser en basculant dans un autre discours. Chaque discours a un résultat, un Produit qui n'atteint pas la Vérité du discours car la Vérité reste inaccessible à celui qui tient le discours et ne rejoint pas le Produit de ce discours. L'Agent ignore la vraie raison de son discours et son Produit ne rejoint pas sa Vérité. Ce sont des discours sans parole, la parole ne vient s'y loger qu'ensuite.

Ces discours produisent le lien social ; par le discours, une personne est prise dans sa relation à un autre. : « Le discours, c'est quoi ? C'est ce qui dans l'ordre… dans l'ordonnance de ce qui peut se produire par l'existence du langage, fait fonction de lien social ».[1]

Le discours est d'avantage qu'une somme d'énoncés, qu'une accumulation de dits ayant chacun leur signification : « Une signification est d'abord attachée à un dit. Le rapport de signification inscrit le dit dans une organisation beaucoup plus large : il l'inscrit dans un discours. »[2] Le rapport de signification est le rapport entre plusieurs énoncés d'une même personne ; ce rapport est fait d'implication, ainsi que nous le rappellent Berrios et les linguistes, mais aussi d'équivoque, de contradictions, d'incohérence. Si le dit fait la signification, le rapport de signification relève du dire, du discours qui fait le lien social. Le discours est une organisation du signifiant en tant qu'elle produit du lien social, une « pratique de parole constitutive d'un lien social entre deux partenaire ».[3] Le discours oblige l'engagement du

---

1 LACAN (J.), Discours de Lacan à l'Université de Milan, le 12 mai 1972, paru dans l'ouvrage bilingue : *Lacan in Italia 1953-1978*, traduction française : *En Italie Lacan*, Milan : La Salamandra, 1978, p.52.

2 FIERENS (C.), *Op. cit.*, p. 26.

3 *Ibid.*, p. 27.

sujet et nomme, prescrit et répartit des places, distribue des positions. Ce faisant, il constitue le lien social.

Ce qui caractérise aussi les discours tels que définis par Lacan c'est qu'ils font apparaître l'impossibilité de ce lien social qu'ils sont censés formaliser. Il est en effet impossible qu'il existe un vrai rapport entre locuteur et allocuteur - vrai au sens de définitif. Les discours sont des ratés, ne parviennent pas à pleinement réaliser leurs intentions. C'est leur défaut structurel et c'est ce qui les fait basculer vers un autre discours qui sera lui aussi un échec, et ainsi de suite. Ce sont les échecs des différents dits qui font apparaître les variations du dire ; le discours du maître-médecin échoue à satisfaire l'hystérique, échoue à lui donner le bon diagnostic, le bon remède. L'hystérique ne dit pas ce qu'elle dit ; elle ment, théâtralise, masque sa véritable intention de discours et fait ainsi apparaître une autre dimension dans la parole, ce qui va donner naissance au discours de l'analyste. La position de l'objet qui s'adresse au sujet à partir d'un supposé savoir n'est ceci dit pas toujours convaincante et le discours de l'Université qui en émerge bute lui aussi sur un impossible : sa tentative d'universalité ne correspond pas à la condition humaine. D'où le retour au discours du maître-médecin et ainsi de suite. Les discours constituent les liens sociaux qui sont des échecs mais ces échecs permettent la circulation de ces discours. Le lien social est toujours insatisfaisant mais c'est ce qui nous permet de continuer à chercher, à penser, à désirer.

Ces quatre places du discours sont occupées par quatre lettres : S1, S2, $ et a. Il n'est sans doute pas correct d'isoler ces différentes lettres dans les discours sans en référer à l'ensemble de l'œuvre de Lacan. Pour bien comprendre ce qu'elles représentent, le mathème des discours est insuffisant. Mais, pour le propos de cet ouvrage, nous devrons nous limiter à résumer de manière sommaire (et donc en partie incorrecte) ce qu'elles désignent.

S1 est le signifiant maître, c'est le signifiant qui initialise le langage mais ce signifiant premier renvoie toujours à un S2. **S2** est le signifiant savoir, c'est le réseau des signifiants généré par S1. L'objet petit **a** désigné « le plus-de-jouir », c'est l'objet cause de désir, l'objet qui nous échappe sans cesse, qui ne se laisse pas saisir par le savoir. Le **$** représente le sujet barré. Le sujet est toujours barré, insatisfait, divisé, clivé par cette impossibilité à rejoindre l'objet a. Ces quatre éléments vont occuper à tour de rôle les quatre places au moyen d'une permutation circulaire. De la sorte, ils constitueront quatre discours différents.

Les quatre discours

Ces quatre discours sont le discours du maître, de l'universitaire, de l'hystérique, de la psychanalyse.

Discours du maître	Discours de l'hystérique	Discours de la psychanalyse	Discours universitaire
$S_1 \longrightarrow S_2$	$\$ \longrightarrow S_1$	$a \longrightarrow \$$	$S_2 \longrightarrow a$
$\$ \quad // \quad a$	$a \quad // \quad S_2$	$S_2 \quad // \quad S_1$	$S_1 \quad // \quad \$$

Il est important de préciser que les discours n'ont pas de protagonistes. Ils ne sont pas déterminés par des agents qui les précèderaient (le maître, l'hystérique, l'universitaire, l'analyste). Ce sont les discours qui donnent une place aux personnes. C'est par le discours que chaque agent prend un semblant de consistance. C'est fondamental : l'analyste n'est pas celui qui choisit le discours de la psychanalyse. Le psychanalyste n'existe pas en tant que tel. Seul celui qui est en position de pratiquer le discours de la psychanalyse peut en être le semblant d'Agent. Il n'y a pas d'identification stable au psychanalyste puisque l'identification n'est qu'éphémère et permet le basculement du discours vers un autre. Il n'y a ainsi pas de psychanalyste hors discours psychanalytique. Se prétendre psychanalyste, s'identifier à ce signifiant n'est en soi pas compatible avec ce discours, la position d'analyste n'étant qu'une position de semblant, éphémère, censée permettre la ronde des discours. Les places ne sont donc pas des lieux du sujet à partir desquels un contenu de discours sera émis. Ce sont des places internes au discours même.

Le discours du maître est le discours de celui qui s'engage dans la parole. Le signifiant S1 se veut en prise directe sur la réalité. Il est placé dans une position d'agent et dit ce qui est. Le signifiant S1 vient représenter quelque chose. Il représente le sujet pour un autre signifiant, le S2. S1 est le signifiant sur lequel vient s'appuyer l'essence du maître. Mais le sujet choisit de s'assujettir à la chaîne des signifiants S1-S2 et au sens qui est au lieu de l'Autre. Le S1 se donne une illusion d'être qui disparaît dès qu'il consent à se représenter avec des signifiants pour faire sens.

Le discours du maître se stabilise ainsi dans le rapport entre S1 et S2, il développe le rapport de signification. Il dit ce qui est sur le fonctionnement de la pensée, sur le beau, sur les émotions, sur les choses à faire. C'est le discours de la morale, de l'ordre, de la direction, de l'idéologie. Ce discours se stabilise dans le rapport de signification propre aux dits. Il stabilise un minimum d'identité : on parle comme médecin face aux patients, comme un père face à ses enfants, comme propriétaire d'un véhicule face au garagiste, etc. Le discours du médecin dit ce qui est, c'est-à-dire le diagnostic, le pronostic et le traitement. Le thérapeute dit ce qui est thérapeutique. Le religieux dicte ses préceptes. Observons que ce discours est souvent attrayant car il produit souvent un sentiment de satisfaction par l'effet de réassurance et par le lien qu'il peut créer (au sein d'une communauté, par exemple).

Le discours universitaire est le discours du savoir organisé, qui s'adresse à l'autre comme à un objet ; c'est la position du savoir qui place l'autre en position de témoin de ce savoir. Contrairement au discours du maître, c'est un savoir désincarné. C'est le discours de l'information, de la psychoéducation, de la technique, de la procédure : « la schizophrénie est un trouble causé par une dysrégulation des voies dopaminergiques », « la psychose est causée par la forclusion du nom-du-Père », etc. Le discours universitaire parle au nom du savoir objectif et a l'ambition d'exprimer un savoir universel mais à condition de nier la subjectivité du dire. « Avec l'oubli nécessaire du dire, l'universel de tout énoncé se fait universitaire. »[1] Le discours universitaire se limite à l'objectivité de l'énoncé en oubliant la subjectivité de l'énonciation. Ce discours ne se limite pas aux cours, aux livres ou aux sites internet, on peut aussi en retrouver la trace dans les paroles de la personne : « » un jour, vous m'avez dit que… » est un énoncé détaché de l'énonciation qui est rejetée dans un passé révolu. Le discours psychologique s'inscrit parfaitement dans le discours universitaire. C'est le discours qui s'appuie sur le concept de sujet S1 en position de vérité et lui explique ses facultés, ses sensations, ses émotions, ses affects, son énergie psychique, ses traumatismes, ses étapes de vie, ses stades de développement, son inconscient statique et mnésique, etc.[2]

---

[1] ID., *Le discours psychanalytique. Une deuxième lecture de L'Étourdit de Lacan*, cit., p. 28.

[2] C'est aussi le discours de la théologie, l'étude de Dieu supposé pouvoir *tout expliquer. Les deux se rejoignent : «* une psychologie qui veut que le psychique soit normal se rabat sur le schéma zoologique d'un monde intérieur, une psychologie fondée sur les normes garanties par Dieu. » (*Ibid.*, p. 90.)

Le discours universitaire vise la signification et la cohérence d'un savoir et sa transmission.

Le discours hystérique est le discours de la plainte, de la demande, du symptôme, de la non-satisfaction : « C'est autour du symptôme que se situe et s'ordonne ce qu'il en est du discours hystérique. »[1] Le discours hystérique parle du lieu où le sujet s'efface ; il est barré pour mieux questionner le savoir de l'autre, le pousser à produire plus de savoir tout en démontrant qu'il est insatisfaisant. Car entre le savoir produit et l'objet de son désir en position de vérité, il n'y a pas de rapport. L'objet de son désir reste caché et toutes les productions de savoir suscitées par son discours n'atteindront pas cet objet. Le mathème permet de concevoir l'hystérie non plus comme une pathologie mais comme un lien social.

Dans le discours psychanalytique, l'objet a est en position d'agent du discours et le savoir est en position de Vérité. Le discours psychanalytique a comme produit le S1 mais c'est un signifiant qui ne peut pas déboucher sur le savoir S2. Il ne peut donc pas aboutir à une interprétation qui serait du côté d'un savoir (sur les rapports dits œdipiens, sur l'inconscient, sur la structure, sur ce que l'on appelle les stades de développement, etc.). C'est le discours de l'écoute, qui ne se limite pas aux dits mais qui se positionne par rapport au dire. L'écoute du discours psychanalytique ne se contente pas d'une position dogmatique de savoir ou d'observation de l'autre mais cherche le changement de discours, cherche à remettre en question la maîtrise du discours du maître, le savoir du discours universitaire, la demande du discours hystérique, cherche à faire bouger le transfert d'une place à

---

[1] LACAN (J.), « L'envers de la psychanalyse », in *Le Séminaire Livre XVII*, Paris : le Seuil, 1991, pp. 48.

une autre, subvertit les modes de transfert duel (père-fils, maître-esclave, hystérique-maître… pour ne citer que quelques exemples) en se faisant la cause du désir de l'analysant. « Le discours psychanalytique ne fonctionne jamais seul ; il a la particularité d'impliquer l'analyste dans les autres discours. Bien plus, il pousse chaque discours à se développer à partir de son impuissance. Devant cette aporie, tout discours est amené à se renverser au profit d'un nouveau discours et d'une nouvelle tentative de lien social. »[1] C'est une écoute active qui pousse les autres discours au changement.[2]

L'intérêt de la formalisation de ces discours est qu'il devient possible de passer de la parole et de son énoncé à la structure d'un discours et à l'énonciation : « Qu'on dise reste oublié derrière ce qui se dit dans ce qui s'entend. »[3] Sous la structure d'un discours, des choses très différentes peuvent s'énoncer. Passer, par exemple, du savoir médical classique aux médecines parallèles (dites non-conventionnelles) ou à des savoirs ésotériques ne permet pas nécessairement de changer de discours. Des énoncés très différents peuvent bien sûr se retrouver dans une même structure de discours. L'énonciation mise en avant par ces discours démontre aussi que le discours ne se limite pas à communiquer les pensées aux autres. Il n'est pas simplement une expression de la

---

[1] *Ibid.*, p. 28.

[2] « Faute de point d'appui réaliste qui soutienne le choc, le discours psychanalytique s'effondre aussitôt qu'il s'énonce, laissant aussitôt surgir à sa place un autre discours qui serait tantôt le discours du maître fondé sur le réalisme du signifiant S1, tantôt le discours de l'hystérique fondé sur le réalisme du sujet, tantôt le discours universitaire fondé sur le réalisme du savoir S2 » (FIERENS [C.] et PIEROBON [F.], *Les pièges du réalisme. Kant et Lacan*, Louvain-la-Neuve : EME Éditions, 2017, p. 289.)

[3] LACAN (J.), « L'étourdit », in *Autres écrits*, Paris, Éditions du Seuil, 2001, p. 449.

pensée. Par l'énonciation, par l'adresse à l'autre, le discours modifie la pensée, la remanie et l'impasse du discours nous pousse à changer, à basculer vers un autre et à ne pas s'identifier trop longtemps au semblant d'agent du discours. C'est là toute la question du sujet.

2. La pensée et la question du sujet

Le *cogito* de Descartes a accompagné Lacan dans une grande partie de son œuvre, de la fin des années 1940 jusqu'au Séminaire de 1967. Lacan reconnaît ce qu'il appelle le sujet de l'inconscient dans le doute du cogito cartésien. Le sujet de la psychanalyse est ce moment constitué du doute et de la certitude qui émerge du doute : le sujet évanescent surgit de ce point de non-savoir qu'est la certitude de douter. « Je ne suis plus certain de rien, je doute de tout sauf du fait de douter. » La démarche psychanalytique est ainsi cartésienne en tant qu'elle part du fondement du doute, du doute indubitable. Mais c'est ensuite que les conceptions du sujet divergent. C'est le *ergo sum* qui pose problème. Lacan ne déduit pas l'être de la pensée du cogito ; le sujet ne se déduit pas du cogito. Le « je pense » de Descartes devient chez Freud et Lacan « ça pense ». Il y a chez Freud aussi de la pensée mais la question du sujet ne s'y articule pas de la même manière. La pensée n'est pas portée par un sujet conscient et transparent à lui-même. Il y a certes un sujet derrière l'énoncé mais le je de l'énonciation n'est pas le je de l'énoncé. Ce je de l'énonciation est évanescent, il ne se laisse pas identifier. Si, pour Descartes, le moment du doute permet la conjonction de l'être et de la pensée et rend possible la substantification de l'être, le sujet de Freud ou Lacan, en revanche, est un point d'évanouissement qui apparaît dans les intervalles du discours. Rien ne permet de déduire de l'être de celui qui dit « je pense ». Au contraire, penser et être sont pour Lacan partiellement exclusifs :

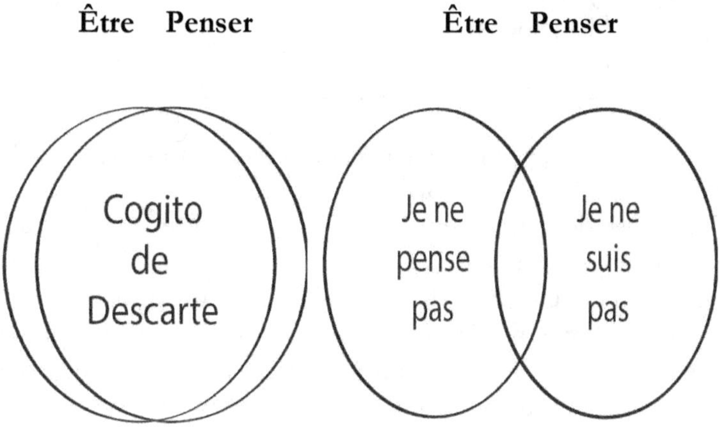

Lacan remplace le « je pense donc je suis » par « je pense où je ne suis pas, je suis où je ne pense pas ». A l'endroit (l'inconscient) où il pense, il ne peut pas être. Le sujet n'est jamais une présence immédiate, il n'est que représenté ; c'est un signifiant qui le représente pour un autre signifiant : « Le signifiant étant ce qui représente un sujet pour un autre signifiant, où le sujet n'est pas. Là où il est représenté, le sujet est absent »[1] ; il ne précède donc pas le discours et n'est que supposé. Dans *Le réalisme du discours capitaliste et l'utopie du saint, passes et impasses*,[2] Christian Fierens remplace les quatre places du discours par la mise au travail de la question du sujet et de la pensée.

Je ne pense pas Et je suis	Ou je ne pense pas Ou je ne suis pas

[1] LACAN (J.), « D'un discours qui ne serait pas du semblant », in *Le Séminaire Livre XVIII*, Paris : le Seuil, 2007, pp. 10.

[2] FIERENS (C.), « Le réalisme du discours capitaliste et l'utopie du saint, passes et impasses », in *Psychanalyse*, 2015/3, n° 34, pp. 50-62.

Je ne suis pas Et je pense	Et je ne pense pas Et je ne suis pas

La place du semblant (en haut, à gauche) est celle où le sujet acquiert un semblant de consistance, un semblant d'identification, un semblant d'être (le maître, l'hystérique, l'universitaire, l'analyste). C'est la seule place d'un semblant de réalisme qui permet de stabiliser le discours mais c'est une représentation aux dépens de la pensée. Lorsqu'on est, on ne pense pas. Lorsqu'on s'arrête à ce qui nous identifie (médecin, directeur, psychanalyste, éducateur, père, mère, homme, femme, etc.), on arrête de penser. Une des modalités de la folie (« Si un homme qui se croit un roi est fou, un roi qui se croit un roi ne l'est pas moins ») se caractérise par une pensée figée, une pensée qui ne pense plus.

Cette identité est certes nécessaire pour stabiliser un discours par une identité de la personne qui prend la parole mais cette identité n'est qu'un semblant qui disparaît aussitôt : « Le sujet est là, étouffé, effacé, aussitôt en même temps qu'apparu. Ce sujet disparaît d'être surgissant, produit par un signifiant pour aussitôt s'éteindre dans un autre. »[1] Lorsque cette identité se met à parler à un autre, elle est ébranlée, le sujet s'en décolle un peu, beaucoup, énormément, et une pensée autre est possible. C'est essentiel : le persécuté ne peut se décaler progressivement de cette identité que si son discours bascule un peu, parfois vers un autre. Le discours à un autre modifie le cours de la pensée. Le discours peut stabiliser, réduire son mouvement d'emballement mais la confrontation à un autre, à une autre personne tenant un autre discours, peut tempérer la pensée,

[1] LACAN (J.), « D'un Autre à l'autre », in *Le Séminaire Livre XVI*, Paris : le Seuil, 2006, pp. 21.

atténuer sa propension à l'envahissement, la remettre en mouvement. Il suffit d'avoir fait l'expérience d'insomnies pour s'en rendre compte : les ruminations nocturnes se rapprochent d'idées délirantes mais dès l'heure du réveil (de soi et des autres) la mise en discours de ces mêmes pensées en atténue souvent l'aspect interprétatif et obsédant. Le discours, l'adresse à l'autre permet à la pensée de se remettre en mouvement.

3. La psychopathologie des discours

La phénoménologie d'une décompensation psychotique peut être très variée. Le discours peut sembler complètement déstructuré : le cours de la pensée apparaît comme discontinu, dissocié, incohérent, le discours se fait obscur, énigmatique, ponctué par des répétitions ou des associations phonétiques ou jeux de mots. Des néologismes surgissent, les phrases sont interrompues (barrage mental) et d'autres troubles du langage apparaissent (psittacismes, stéréotypes verbaux, onomatopées, déformations syntaxiques, condensations originales des mots, parataxes, paralogisme, etc.). Le discours est opaque, le patient utilise des mots mais visiblement leur donne un sens particulier, privé, parfois incompréhensible pour lui-même. L'impression peut être celle d'une accélération des processus de la pensée (une tachypsychie que l'on retrouve aussi dans les phases maniaques) : fuite des idées, enchaînement rapide et parfois illogique de celles-ci, passages du coq à l'âne… Le discours est incompréhensible. Mais une décompensation peut aussi se présenter de manière différente. Une autre personne, par exemple, donnera l'impression d'être totalement envahie par des hallucinations : son discours sera structuré et cohérent mais marqué par des silences, des barrages ou des réponses à voix hautes ou par des cris aux voix qui l'encombrent. Encore une autre personne peut, au contraire, tenir un discours structuré, cohérent mais défini comme un délire bien construit si les énoncés et cette cohérence ne correspondent pas à une réalité partagée par les personnes qui l'entourent (« je suis le fils caché du Roi et tout le monde le sait »). Ce type de délire peut aussi avoir un aspect phénoménologique très varié : il peut se limiter à la pensée de la personne sans implication pour son entourage tout comme il peut concerner son entourage qu'il soit familial ou composé de soignants. Il peut, comme nous l'avons décrit, être détaché des intentions et des actes de la personne mais parfois il peut susciter des actes dramatiques, ainsi que nous le rappelle la clinique médico-légale.

Toute une série de phénomènes en soi très différents se retrouvent donc sous les dénominations de délire et de symptômes psychotiques ou schizophréniques. Est-ce que les discours nous permettent de penser ces différentes manifestations ?

Dans une telle perspective, un être humain ne peut se retrouver hors-discours : les discours sont la structure de la parole quel qu'en soit son énoncé, logique ou fou, rationnel ou irrationnel. Ce qui importe dans les discours est leur stabilisation mais aussi le changement, le basculement d'un discours vers un autre.[1]

Il est nécessaire qu'un discours se stabilise de manière transitoire autour d'un semblant d'agent et s'adresse à un autre. Sans ce moment de fixation, le discours ne tient pas, la ronde des discours s'emballe et cela donne une impression de déstructuration et d'incohérence. Mais une fois ce minimum de consolidation acquis, c'est l'impuissance d'un discours qui doit le faire basculer dans le suivant. Chacun des discours ne peut être saisi dans son essence que par la ronde des quatre. Or c'est là que se situe la difficulté pour une série de phénomènes psychiatriques et humains : certains discours qualifiés de psychotiques mais aussi le discours obsessionnel, mélancolique, anxieux, celui du

---

[1] « *L'inconscient est la force de bascule d'un discours dans l'autre.* » (FIERENS, [C.], *Logique de l'inconscient. Lacan ou la raison d'une clinique*, cit., p. 145.)

traumatisé. Certains discours non psychiatrisés (toute pensée obsédante, comme peut l'être par exemple la passion amoureuse), en outre, peuvent également se heurter à la même difficulté. Soit la ronde des discours ne permet pas la stabilisation d'un discours porté, certes de manière très éphémère, par un sujet et les discours tournent fou, soit la personne n'entre pas dans la ronde des discours mais reste figée dans un discours : celui d'une position de savoir (d'un savoir sur soi, sur une causalité de tout ce qui lui arrive, sur l'autre, sur son voisin, sur l'état du monde, etc.), celui d'une plainte et d'une demande hystérique, d'une identification morbide à une fonction ou à un objet de déchet.

Le psychotique n'est pas hors discours mais le délire est une pensée figée, un savoir congelé et cette paralysie de l'énonciation donne l'aspect souvent étrange de l'énoncé.[1] Le caractère modal de chaque discours est le rapport de chaque sujet à son énoncé. C'est ce caractère modal qui disparaît dans le délire. Le caractère modal de chaque discours permet le doute (« c'est bien ça mais parfois je me demande si c'est vraiment ça » alors que le discours délirant dit : « c'est comme ça point final »). Si l'idée délirante est donnée avec un recul qui la met en perspective de la position du sujet, elle n'est plus délirante, elle reste simplement une fantaisie de langage ; si de l'énonciation apparaît, la signification du dit peut changer (« c'est un peu à cause de ma copine que j'ai pensé cela »). La modalité qui explicite le rapport du sujet à son propre énoncé disparaît dans le délire mais peut (ré)apparaître dans un lien transférentiel. De même, les

[1] « Le 'Hors-discours de la psychose' n'est pas simplement l'absence d'un discours proprement psychotique, il est encore l'effacement – dans l'interprétation délirante - du caractère modal propre à chaque discours. Cet effacement empêche toute bascule d'un discours vers un autre. Alors que l'interprétation psychanalytique est sans restriction tributaire de la bascule d'un discours dans un autre, l'interprétation psychotique est absolument détachée de toute bascule. » (*Ibid.*, p. 149).

hallucinations ont la structure d'un dit : une voix, un signifiant, un ordre, une insulte. Ce sont des énoncés détachés de l'énonciation qu'il faudrait essayer de ramener dans une énonciation pour qu'ils perdent leur caractère envahissant (« j'entends souvent une voix qui interrompt ma pensée, elle me dit sans arrêt 'Hawaï', je ne sais pas pourquoi, peut-être parce que mon père en a toujours rêvé »).

Une certaine santé mentale s'apparente à la ronde des discours. Chaque discours participe à la ronde et, tous les quatre réunis, ils constituent un ensemble indissociable. Il est sans doute impropre de les isoler de manière rigide et de dire « ça c'est du discours du maître, ça c'est du discours hystérique. » Mais, par nécessité didactique, nous pourrions néanmoins soutenir que chaque discours déconnecté de cette ronde peut avoir des effets pathologiques.

L'identité du discours du maître permet une certaine stabilité de la ronde des discours, stabilité du sujet toute temporaire. Sur une journée, on peut prendre la parole en tant qu'homme, médecin, parent, en tant que Belge, etc. Ces différentes identités se succèdent et sont momentanées. Si ce n'est pas le cas, si on reste figé sur une identité, cela pose problème. Un médecin qui se prend toujours pour un médecin et s'adresse de telle façon à ses enfants, à leur professeur, serait inadéquat. Le roi qui se prend pour le roi est fou, dit Lacan.[1] De même, dans la question de la

---

[1] « Si un homme qui se croit un roi est fou, un roi qui se croit un roi ne l'est pas moins. Comme le prouvent l'exemple de Louis II de Bavière et de quelques autres personnes royales, et le 'bon sens' de tout un chacun, au nom de quoi l'on exige à bon droit des personnes placées dans cette situation "qu'elles jouent bien leur rôle ", mais l'on ressent avec gêne l'idée qu'elles "y croient" tout de bon, fût-ce à travers une considération supérieure de leur devoir d'incarner une fonction dans l'ordre du monde, par quoi elles prennent assez bien figure de victimes élues. » (LACAN [J.], « Propos sur la causalité psychique », in *Écrits*, Paris : Seuil, 1966, pp. 170-171.)

transidentité et des personnes transgenres, un homme envahi par le sentiment d'être une femme et excessivement identifié à ce signifiant risque de présenter un problème de santé mentale alors qu'un autre homme identifié au statut de femme sera capable d'avoir une vie sociale faite de différentes positions et de différents discours. Les identités sont des rôles à jouer, bien, mais de manière passagère, afin de maintenir le mouvement de la pensée. Mais cette position de semblant est mise au travail par l'Autre, par l'équivoque introduite par le S2.

L'agent du discours universitaire est le savoir. Un savoir qui se veut nécessaire et universel, un savoir désincarné. C'est un énoncé sans énonciation, celui de la technique et de la procédure. Mais un système totalement dominé par les procédures et la bureaucratie est pathologique et produit un nouveau type d'homme, plus que jamais barré par la souffrance et les symptômes que produit un tel système purement administratif.

Le discours hystérique peut pousser à la production de savoir, comme c'est le cas pour le discours scientifique auquel Lacan l'apparente. C'est un discours indispensable à toute collectivité : il pousse à la remise en question, empêche le fonctionnement automatique, incite aux formations, aux séminaires… Mais une persévération de la position d'insatisfaction et de demande n'a plus d'effet productif. C'est une demande incessante de savoir, d'intérêt, d'amour ce qui peut se traduire par un « trouble de la personnalité » et se manifester par une importante souffrance.

Dans le discours psychanalytique, le savoir est en position de vérité et l'agent est l'objet de l'Autre. Si le psychanalyste occupe ce semblant d'agent de manière transitoire uniquement dans le but de faire basculer le discours par une interprétation qu'il s'agira de bien définir, l'interprétation du psychotique n'a pas cette visée et le savoir en position de vérité se manifeste par le savoir paranoïaque où tout signe à la même signification : on veut me nuire ou, au contraire, on m'aime. Je suis l'objet de l'Autre qui sans cesse s'intéresse à moi, me parle sans arrêt à travers les murs, à travers les présentateurs de la télévision, etc. Le paranoïaque est le représentant de ce savoir en position de Vérité. C'est sans doute comme cela qu'il faut comprendre l'inversion du transfert telle que nous l'avons décrite dans la première partie de cet ouvrage : la personne souffrant de troubles psychotiques se pose transférentiellement, se pose comme l'objet du transfert du soignant.

Cette construction des discours pourrait donc rendre compte de la pathologie en évitant de la ramener du côté d'un énoncé qui devrait correspondre à une réalité supposée commune. Ce serait d'avantage les défauts dans la permutation des énonciations qui détermineraient la dimension potentiellement pathologique d'un discours. La pathologie est ainsi moins liée aux dits et d'avantage rattachée à la question du dire, de l'énonciation - ce qui implique d'emblée la dimension relationnelle et la question du transfert, c'est-à-dire celle du désir du soignant.

L'usage que nous faisons de discours lacaniens n'est pas classique et nous sommes bien conscients qu'il risque de susciter les critiques des psychanalystes gardiens de la tradition lacanienne. Mais ces discours ne sont pas des modèles immuables qu'il faut respecter et reproduire fidèlement. Ce sont des constructions intuitionnistes, des outils permettant de renouveler une réflexion d'ordre théorique et clinique.

D. Une clinique du discours

Nous sommes partis du point de vue qui consiste à considérer le délire comme une pensée similaire aux autres et nous nous sommes appuyés sur la construction des discours comme structures du langage pour soutenir qu'un changement de discours est sans doute ce qui permettrait à un délire d'être moins pathologique. Cela a déplacé la question du dit vers le dire. Ce n'est plus le dit farfelu ou extravagant qui définit une pathologie mais le dire, l'énonciation, la place que cette pensée prend dans l'ensemble des pensées de la personne. On considérera dès lors que ce qui est pathologique à un discours délirant est son aspect envahissant ; ce qui caractérise la dimension pathologique du délire est la place que cette pensée prend ; c'est une pensée qui s'emballe, qui se fige, qui tourne en boucle, comme un disque rayé. A l'instar d'une pensée obsessionnelle, l'idée dite délirante obsède la personne : il n'y a plus de place pour d'autres pensées et cela perturbe son rapport aux autres, cela perturbe son comportement et son inscription sociale. Le rôle du soignant est ainsi de remettre en mouvement ce qui s'est figé. Il est dès lors primordial de définir la position que le soignant pourrait essayer de tenir afin de permettre cette remobilisation de la pensée, cette bascule du discours. Pour cela, rappelons d'abord la définition que Lacan donne d'une interprétation permettant un effet de bascule du discours chez l'analyste et voyons ensuite, à partir de la notion de transfert, quelle serait une position possible pour tout soignant travaillant dans le champ de la santé mentale.

1. Une méthode qui permet un changement de discours du patient

L'interprétation psychanalytique

Les interventions de la personne en position de l'agent du discours psychanalytique ne sont pas des dits tels qu'on peut les retrouver dans le discours du maître ou de l'universitaire, ce ne sont pas des conseils, des consignes, des explications, des recommandations ni des interprétations qui donneraient une explication médicale, psychologique, systémique ou psychanalytique. Il ne s'agit pas d'interpréter les énoncés illogiques du délire pour lui en donner un sens (cognitif, intra-psychique, familial, etc.) ou de le rendre acceptable pour la société. L'interprétation psychanalytique n'est pas l'énoncé d'un savoir mais est un acte qui vise le mouvement de modification du discours.

Vers 1969,[1] Lacan situe les interprétations entre énigme et citations. L'**énigme** évite le savoir, c'est presque de la vérité sans savoir, ou du moins sans savoir énoncé ; c'est à l'auditeur de produire l'énoncé permettant de donner sens à l'énigme. L'énigme est une invitation à produire du sens. Tandis que la **citation** est, quant à elle, un énoncé de savoir mais le fait de la référer à un nom, à un auteur permet d'en souligner la dimension d'énonciation. Que l'énoncé soit d'un autre personnage célèbre en rappelle le caractère d'énonciation.

Plus tard,[2] Lacan insistera sur la dimension d'**équivoque** de l'interprétation : « L'interprétation cherche l'énonciation qui s'inscrit par l'équivoque. »[3] L'équivoque met en évidence l'énonciation. Il existe plusieurs manières d'introduire cette équivoque dans le discours. L'équivoque peut découler de **l'ambiguïté homophonique** : la même séquence de phonèmes peut avoir plusieurs significations (« Sylvie » / « s'il vit » ; « c'est pour moi le plus grand des plaisirs de vous rencontrer » / « le plus grand déplaisir ») ; l'équivoque peut découler de **la grammaire** (« il a peint le portrait de la dame en noir ») ou se manifester sur **le plan logique** (le fameux « je mens »). Quel que soit son mode d'expression, l'équivoque rappelle que derrière le dit, il y a un dire qu'il ne faut pas oublier.

Mais toute intervention ou interprétation de l'analyste ne sera productrice d'effet que si elle s'inscrit dans une relation transférentielle.

---

[1] LACAN (J.), « L'envers de la psychanalyse », cit., pp. 31-42.
[2] ID., « L'Étourdit », in *Scilicet*, n°4, Paris : Le Seuil, 1973.
[3] SOLER (C.), *Les règles de l'interprétation*, p.19

Le transfert

Dans la tradition freudienne, la notion de transfert s'applique au *setting* psychanalytique et dit le déplacement d'un lieu à un autre. Classiquement, on le comprend comme le déplacement d'émois anciens sur la personne actuelle du soignant. Le transfert est une répétition : le patient transfère sur le soignant des représentations refoulées concernant des personnes de son enfance ; celles-ci sont remplacées par le soignant actuel qui dès lors subit l'expression de divers affects qui ne lui sont adressés que par substitution. Le transfert rend actuel un conflit pulsionnel plus ancien et refoulé. On sait que pour Freud ce transfert est à la fois le moteur du changement mais aussi la résistance principale à ce changement. En langage psychanalytique commun, le transfert (*Übertragung*) est ainsi rapidement devenu un verbe : « transférer » ou « faire un transfert sur quelqu'un ». Cela a eu pour effet de situer le phénomène sur un plan affectif et de qualifier uniquement le comportement du patient / analysant : les affects qui le lient au psychanalyste / médecin / soignant expliquent ses demandes, ses émotions, ses actes, etc. On peut, si l'on veut, ensuite s'intéresser aux affects du soignant et les qualifier de « contre-transfert ».

Si chez Freud, le transfert peut être sans doute considéré comme le comportement du patient vis-à-vis de son psychanalyste / soignant, chez Lacan le transfert dépend du désir de l'analyste et est redéfini en termes dialectiques. Par le biais de ses discours, Lacan souligne la dissymétrie inhérente à tout authentique lien social. Pas question d'alliance thérapeutique, de symétrie, de collaboration, de partenariat, d'empathie. Lacan rejette la dimension affective de ce lien transférentiel et met en évidence que c'est le supposé savoir suscité par la position du psychanalyste / soignant qui provoque ce transfert. Il n'est plus question de séparer les affects de l'un et de l'autre en transfert et contre transfert. C'est le désir de l'analyste qui active la dialectique, qui impose le transfert par la position qu'il décide d'occuper.

C'est le désir de l'analyste qui crée la conjoncture suscitant la demande de l'analysant : demande d'amour, demande de réponses. Dès lors, le transfert n'est plus un phénomène qu'on observe ou qu'on n'observe pas. Ce n'est pas un phénomène passif étudié par le soignant, comme lorsqu'il est dit que le transfert du psychotique est différent du transfert des névrosés ou carrément qu'il n'y pas de transfert dans la psychose. De même, lorsque ce transfert est qualifié de paternel ou maternel, amoureux ou négatif. Cela fait du transfert un simple élément clinique : le transfert, ses caractéristiques, son absence seraient autant d'éléments cliniques, comme un symptôme permettant de préciser un diagnostic. Pour Lacan, le transfert est une construction du soignant ; son désir lui dicte l'acte de construction du transfert. Le transfert ne se voit pas, il se construit. Il dépend de mon désir, de mon intention. Vais-je ou non me mettre dans une position et une écoute qui permette éventuellement un transfert ou vais-je être un prestataire de soins ? Le transfert se construit comme se construit l'idée que je me fais de la folie. Il n'est pas un épiphénomène de la pathologie. Il n'y a plus de transfert du psychotique. Le transfert n'est plus une répétition de scènes plus ou moins traumatiques de l'enfance ou la répétition d'une relation œdipienne. Le transfert actif consiste en l'écoute de la parole mais une écoute orientée par l'idée qu'une parole ne se limite pas à un énoncé, qu'une parole est aussi une métaphore : il dit ce qu'il dit mais il dit aussi autre chose, ce qu'il dit « est ça » mais en même temps n'est « pas tout-à-fait ça ». Il dit qu'il est le fils du roi mais c'est peut-être un peu une image ; il dit qu'il parle à son amie à travers l'eau du canal mais c'est peut-être poétique ; il dit qu'il entend des voix qui lui font des commentaires mais il dit aussi que « ce n'est pas comme Jeanne d'Arc, c'est comme si je me créais des personnages qui viennent me faire la morale ».

La bascule du discours

Quel que soit le lieu de soin (hôpital, ambulatoire ou encore domicile), face à un patient présentant un discours délirant, il s'agira d'accueillir ce discours, de l'entendre, de construire une relation transférentielle et de tenir une position permettant un tel changement de discours. En tant que psychiatre, infirmier ou éducateur, il serait sans doute insolite de se lancer dans des interprétations jouant sur l'équivoque de l'homophonie mais écouter le discours de telle manière à y introduire de l'équivoque est néanmoins possible. Écouter le discours, construire un transfert et, à partir de là, viser à amener de l'équivoque, voilà une position envisageable et qui est radicalement différente de celle de la psychoéducation entendue comme discours pédagogique universitaire. Pour le travailleur en santé mentale, il est parfois inévitable de se retrouver dans un discours du maître ou dans de la psychoéducation, mais le simple constat de son inefficacité est une invitation à s'éloigner rapidement de ce type d'attitude qui risque de minéraliser la ronde des discours.

Certains patients, surtout au cours des premiers moments de la décompensation psychotique, présentent un discours qu'on qualifiera de délirant, un discours logorrhéique semblant ne s'adresser à personne en particulier. C'est un flot de paroles, une sorte de verbomanie qui n'a pas l'air de s'inscrire dans un échange avec un autre. Ils sont hallucinés et parlent seuls ou avec les voix qui les envahissent et ils expriment publiquement leurs délires, leurs hallucinations. Ce sont des paroles envahissantes adressées aux autres d'une manière indifférenciée : ils parlent aux premiers venus, ils racontent leur histoire, ils la répètent en boucle à qui veut bien l'entendre. Ce qui semble important est le fait de témoigner, l'identité de l'auditeur passe au second plan. La personne doit raconter son vécu, elle demande à être écoutée et entendue par le plus grand nombre possible : l'injustice règne et tout le monde doit le savoir. À nous soignants, dans une telle situation, d'accueillir ce discours de telle manière que les allocuteurs se différencient progressivement et que l'énonciation se précise, qu'elle se différencie elle aussi, qu'elle se transforme en demande plus personnalisée, qu'elle s'hystérise. Alors, le discours tenu au médecin ne sera plus le même que celui adressé à l'infirmier ou à l'assistant social ; la personne comprendra qu'elle doit adapter son discours en fonction de son allocuteur et en fonction de ce qu'elle-même désire (quitter l'hôpital lorsqu'il s'agit d'une hospitalisation sous contraintes, par exemple).

Nous pouvons ainsi revenir au concept de **réticence** que nous avons abordé précédemment. On parle de réticence quand le patient tait son délire, n'en parle pas. Pour les psychiatres classiques, c'était problématique. Assimilé à de la dissimulation, il s'agissait pour eux[1] de briser cette réticence, de démasquer le délire, de le faire apparaitre au grand jour afin de pouvoir mieux poser le diagnostic et de ne pas passer à côté d'une schizophrénie, par exemple. Considérer la réticence comme un symptôme supplémentaire ou comme une aggravation de l'état du patient, c'est ne pas prendre en compte cette dimension d'énonciation et limiter son intérêt à l'énoncé du délire qu'il faut faire apparaître. Il arrive souvent que les équipes de soin renvoient au médecin : « il ne parle plus de son délire mais si on creuse, le délire est toujours présent ». Or, si la personne peut adapter son discours à la personne en face d'elle, si elle a compris qu'elle ne doit pas parler de ses drôles d'idées au psychiatre responsable de son hospitalisation sous contraintes, c'est qu'elle a gardé des capacités d'énonciation. La réticence est certes dissimulation mais aussi capacité d'énonciation : la personne n'est pas totalement envahie par les énoncés de son délire ou de ses hallucinations. Elle comprend et peut-être même accepte que tout le monde ne partage pas ses idées. Il s'agit ensuite,

---

[1] COHEN (Y.), *Op. cit.*

et ça c'est notre travail, de construire une relation transférentielle avec elle et d'offrir une écoute permettant le caractère modal (« mon idée peut être fausse ») de chaque discours.

Que ce discours s'adresse à un autre comme un auditeur, à un autre réduit à un objet ou à un autre mis en position de maître, le travail consistera à ne pas se limiter à l'écoute de l'expression de ces énoncés mais à s'intéresser à une position d'énonciation qui permettrait le changement de position et de discours. Il s'agirait donc de passer, par le biais d'une rencontre et, si nécessaire, avec le soutien de médicaments, d'une parole adressée sans différenciation à une parole qui s'inscrive dans une relation, dans un transfert et essayer de mobiliser ce discours, de le faire passer à un autre. Le délire pourrait ainsi devenir moins envahissant, laisser la place à d'autres discours ou devenir progressivement une métaphore poétique : « peut-être que ce n'est qu'une impression », « je suis le fils du Roi mais tous les Belges le sont un peu », « la sœur du président est amoureuse de moi mais il paraît qu'elle aime beaucoup les hommes », « mes hallucinations, je vais en faire un morceau de rap. »

2. Une psychiatrie des discours

Les discours du soignant

Les soignants en santé mentale s'appuient sur différentes théories telles que la psychiatrie biologique, la psychanalyse, le cognitivisme ou encore les théories de méditation, pour n'en citer que quelques-unes. Cette variété leur sert de repères pour, entre autres, classifier les phénomènes, en donner une explication causale et orienter les pratiques de soins. Une telle démarche s'avère parfois nécessaire et les soignants peuvent même s'appuyer sur différentes théories que tout opposerait à priori. Toutefois il est fondamental de garder bien en tête qu'il s'agit là de croyances propres au soignant et donc de ne pas prendre ce que l'on tient pour vrai (une activité excessive des neurones dopaminergiques, l'inconscient, les représentations mentales ou encore l'état de conscience, par exemple) pour une vérité absolue.

À partir de ce tenir pour vrai, nous assumons parfois une position de savoir non incarnée, celle du discours universitaire (« la schizophrénie est causée par un trouble de la dopamine », « le processus de la psychose est la forclusion du Nom-du-Père », « la schizophrénie se marque par des dysfonctions cognitives », « le mal-être est un problème d'énergie psychique », etc.). Forts de ce savoir et de ces connaissances, il nous arrive aussi de tenir des propos à partir de notre place de psychiatre / soignant dans une perspective qui est alors celle du discours du maître (« moi, je pense que vous devriez prendre votre neuroleptique », « vous devriez faire un travail sur vous-même », « vous devriez faire des exercices de remédiation cognitive », « je pense que vous devriez faire du yoga », etc.). Ce sont des conseils, de la psychoéducation : on donne une explication biologique ou psychologique à la maladie et on essaie de convaincre le patient de suivre le traitement ou les recommandations. Si cela ne marche pas, on peut faire appel à un pair-aidant qui s'adressera à lui au nom de son expérience personnelle et non pas au nom d'un statut professionnel (« moi, comme patient bipolaire, sur base de mon expérience personnelle, je pense que vous devriez faire comme j'ai fait »). L'agent, le semblant est différent mais s'inscrit encore dans le discours du maître. De même, une position antipsychiatrique peut également s'apparenter à ce type de discours.

Il n'est bien sûr pas question que les soignants fonctionnent comme des psychanalystes lors d'une cure psychanalytique, mais ce qui nous intéresse dans le discours psychanalytique des mathèmes lacaniens est que celle-ci met au centre du travail le transfert, la rencontre avec le patient, indispensable pour que les pensées du patient puissent évoluer. Dans cette optique, nous, soignants, construisons le transfert à partir du savoir que le patient nous suppose, transfert qui doit permettre la bascule du discours chez le patient avec l'effet thérapeutique espéré. Il s'agit donc de ne pas se cramponner à nos discours inspirés par nos connaissances ou notre statut de soignant et de prendre aussi en considération un autre discours fondé sur le relationnel. L'un n'empêche pas nécessairement l'autre mais cela pourrait être le cas, si l'on pense, par exemple, que notre seul travail est de poser le bon diagnostic pour prescrire le bon psychotrope ou de suivre la procédure ou schéma thérapeutique dictés par ce diagnostic. Nous ne devons pas nous limiter à un discours réaliste (« c'est une schizophrénie », « c'est un délire paranoïaque », « c'est à cause de ses consommations », « c'est à cause d'un traumatisme » etc.) qui figerait la situation, pour en permanence relancer le processus de pensée et la ronde des discours. Le travail du soignant n'est pas de pétrifier la situation par un diagnostic ou une explication de causalité mais de remettre la pensée en mouvement, ce qui nécessite une véritable rencontre avec le patient.

Pour le psychiatre ou le soignant au sein d'un dispositif de soins (hospitalier, ambulatoire ou à domicile), il est important de comprendre ces rondes des discours pour ne pas rester dans un (ou deux) type de discours mais au contraire pouvoir tous les prendre en compte[1] afin d'induire le déplacement. Le rôle du psychiatre est peut-être de veiller à ce que ces différentes positions soient tenues au sein de son institution ou de son équipe.

Un usage correct des psychotropes

Il n'est pas possible d'aborder la question de la psychose et des délires sans parler des psychotropes. Depuis les

[1] Aussi le discours de l'hystérique qui va ne pas se contenter des acquis et pousser au savoir, stimuler la réflexion, inciter à lire ou à organiser séminaires et conférences.

années 1960, les neuroleptiques sont considérés comme la pierre angulaire du traitement de la psychose et de la schizophrénie. Ils sont censés réduire la symptomatologie positive (idées délirantes, hallucinations, troubles de la pensée) et l'agitation en quatre à six semaines dans 70 à 80 % des cas. Dans les hôpitaux, plus de 90 % des patients reçoivent des psychotropes et souvent plusieurs molécules différentes. Lors des réunions d'équipes, la question de la prise du traitement est souvent une des questions principales : le patient est-il compliant à son traitement ? Quelle molécule prescrire ? À quelle dose ? Et dans le cas d'une hospitalisation sous contrainte : allons-nous ou non imposer une injection ? La prescription des neuroleptiques ne se limite pas à la phase aigüe. La plupart des *guidelines* insiste aussi sur leur importance dans ce qu'on appelle le traitement d'entretien. Si ce traitement d'entretien est correctement suivi, seulement 10 à 20 % des patients rechuteraient tandis que la rechute concernerait 70 à 80 % d'entre eux en cas d'interruption de ce traitement. L'intérêt thérapeutique des neuroleptiques serait si manifeste que Edwin Fuller Torrey, psychiatre américain déclare : « les preuves de l'efficacité des neuroleptiques sont tellement évidentes que n'importe quel médecin psychiatre qui néglige de les prescrire à des patients atteints de schizophrénie est vraisemblablement incompétent. Les neuroleptiques ne sont pas les seuls éléments, ils sont tout simplement indispensables. »[1]

Tout le monde ne partage pas cet avis et de nombreux auteurs et psychiatres remettent en question l'efficacité et le mode de fonctionnement des psychotropes et des

---

[1] TORREY (E.), *Surviving Schizophrenia. A family manual,* New York : Harper Row Publishers, 1983. Cité dans DE HERT (M.) et AUTRES., *Raisonner la déraison. Le monde de la schizophrénie*, Paris : Editions Frison-Roche, 2000.

neuroleptiques.[1] À partir de notre expérience clinique, il nous semble que leur usage est indispensable dans de nombreuses situations. Encore s'agit-il de bien définir leur efficacité et de ne pas leur attribuer des qualités qu'ils n'ont pas afin d'être en mesure d'ajuster leur utilisation.

Il y a deux manières de considérer l'effet pharmacologique d'un médicament : l'une centrée sur la maladie, l'autre centrée sur le produit. Dans le modèle centré sur la maladie, le point de départ est une pathologie sous-jacente ou un mécanisme sous-jacent que le médicament est censé corriger ou compenser. Dans ce cas, l'effet thérapeutique du médicament est son action sur la maladie ou le dysfonctionnement sous-jacent. Les effets du médicament qui ne sont pas thérapeutiques, pas dirigés vers la maladie ou le dysfonctionnement à rétablir seront considérés comme des effets secondaires. Si le médicament corrige une maladie, son effet sera différent sur des patients dits malades ou sur des personnes volontaires soi-disant en bonne santé. La recherche pharmacologique de ce type de produit consiste dès lors à trouver des médicaments les plus spécifiques possibles à la maladie avec un minimum d'effets secondaires. Ce modèle est le modèle principal en médecine générale : les antibiotiques sont un exemple de ce type de produit. De même l'insuline pour les patients diabétiques peut également rentrer dans cette catégorie de médicament : même s'il ne corrige pas directement la cause du diabète, il vient compenser son effet principal.

À l'opposé, dans le modèle qui se centre sur le produit, celui-ci n'agit en rien sur une pathologie ou un dysfonctionnement mais agit sur les organes et produit un effet anormal sur ces derniers (sur le cerveau, par exemple). Le produit ne vise donc pas la cause de la pathologie mais un autre effet qui pourrait permettre d'éviter ou d'atténuer

---

[1] Moncrieff (J.), *The myth of the chemical drugs. A critique of psychiatric drug treatment*, Basingstoke : Palgrave Mcmillan, 2007.

certains symptômes. Son effet éventuellement thérapeutique découle des effets sur le comportement, sur l'état émotionnel et cet effet sera le même chez des patients ou sur des volontaires sans pathologie. La distinction entre les effets positifs de ces produits et leurs effets secondaires est dès lors moins nette. En fait, l'action de ce type de médicaments ressemblera à celui des drogues récréatives ou de l'alcool qui diminue l'anxiété ou certaines phobies sociales. Qu'en est-il pour les psychotropes et les neuroleptiques en particulier ? Les neuroleptiques sont-ils spécifiques de la psychose ou de la schizophrénie ? Viennent-ils soigner la cause de la pathologie ou compenser un déséquilibre qui expliquerait les symptômes ?

Depuis toujours les psychiatres, les firmes pharmaceutiques et les autorités politiques défendent une conception naturaliste de la maladie mentale et un modèle du traitement centré sur cette maladie. Ce fut déjà le cas avant l'arrivée des neuroleptiques et antidépresseurs, avec le coma insulinique et les électrochocs. L'arrivée des neuroleptiques dans les années 1950 n'a fait que renforcer cette tendance et cela bien avant la découverte de la dopamine et des neurotransmetteurs : les neuroleptiques ont une action sur une pathologie sous-jacente ou, en tous cas sur un dysfonctionnement qui cause les symptômes. Dès le début des années 1970 cette action spécifique des neuroleptiques est corrélée à la dopamine : les neuroleptiques corrigeraient l'activité anormale de la dopamine responsable, chez les patients schizophréniques, des symptômes positifs tels que les délires et les hallucinations. Même si, très vite les recherches n'ont pas pu confirmer cette hypothèse, cette explication du déséquilibre en neurotransmetteurs dans les différentes pathologies psychiatriques et en particulier le déséquilibre en dopamine chez des patients schizophréniques a plu à tous ceux qui ont voulu y croire et qui n'attendaient qu'une vision des psychotropes centrée sur une soi-disant maladie mentale.

Pour les psychiatres, l'enjeu est de faire reconnaître leur discipline comme médicale et scientifique et de défendre, à l'instar des autres spécialités médicales, une conception naturaliste des maladies mentales soignées par un traitement spécifique. Mais il restait à expliquer l'importance d'autres symptômes dans le tableau clinique des patients psychotiques : l'apathie, le désintérêt pour les choses de la vie, l'inadéquation du comportement social, etc. La théorie de la dopamine a donc été revue, entre autres par Kenny Davis, [1] pour aboutir à la version toujours populaire actuellement : l'excès de dopamine au niveau mésolimbique expliquerait les symptômes positifs de la schizophrénie et le défaut de la dopamine au niveau mésocortical serait responsable des symptômes négatifs. Ce déséquilibre dopaminergique trouverait lui-même sa cause dans des perturbations génétiques.

À partir de cette hypothèse, il est possible de défendre l'effet spécifique des neuroleptiques qui, à l'instar de l'insuline, viendrait compenser ce déséquilibre. C'est la même idée qui incite firmes pharmaceutiques et instances politiques à promouvoir une prescription rapide voire préventive des neuroleptiques : dès les prémisses et les premiers signes de psychose, il faudrait prescrire des neuroleptiques pour éviter l'effet progressif d'une maladie sous-jacente qui risquerait de s'étendre ou s'aggraver si elle n'est pas rapidement contrée par des antipsychotiques. Ne pas prescrire rapidement des neuroleptiques serait de la négligence.

Des décennies de recherches n'ont pas clairement permis de démontrer des anomalies de la concentration de

[1] DAVIS (K.L.), KAHN (R.S.), KO (G.), DAVIDSON (M.), « Dopamine in schizophrenia : a review and reconceptualization », in *American Journal Psychiatry*, 1991, vol. 148, n°11, pp. 1474-1486.

dopamine dans le cerveau des patients schizophrènes.[1] Les études post-mortem qui ont décelé des anomalies des récepteurs de la dopamine ont conclu à un effet des neuroleptiques.[2] De même, ces études n'ont jamais pu expliquer comment une même maladie mentale pourrait provoquer des changements opposés dans des régions différentes du cerveau. On n'a par ailleurs pas d'explication pour l'efficacité supérieure aux autres neuroleptiques de la clozapine qui n'a que peu d'affinité pour les récepteurs dopaminergiques. Cette hypothèse dopaminergique n'a donc pas été confirmée et il est évident qu'elle n'est pas née de la découverte de la causalité de la schizophrénie, mais de la compréhension de l'effet des neuroleptiques : c'est parce qu'on comprend que les neuroleptiques bloquent les récepteurs dopaminergiques qu'on a supposé que ce neurotransmetteur doit être impliqué dans le mécanisme de la psychose ou schizophrénie.

De nombreux arguments ne plaident donc pas en faveur de ce modèle centré sur la pathologie mais mettent plutôt en avant une conception des psychotropes centrée sur l'effet du produit. Les circonstances des découvertes du premier neuroleptique et du premier antidépresseur nous rappellent que ces découvertes sont purement empiriques et ne correspondent absolument pas à la découverte d'un médicament spécifique pour une maladie spécifique. Le premier neuroleptique, la chlorpromazine, date de 1952 et est une molécule proche du Phenergan, le 4560rp. Charpentier l'a synthétisée, Courvoisier a rapporté les effets

---

1 SEEMAN (P.), « Dopamine receptors and psychosis », in *Scientificamerican*, 1995, vol. 2, n°97, pp.7673-7675.

2 KORNHUBER (J.) et AUTRES, « 3H-spiperone bindings sites in post-mortem brains from schziphrenic patients : relationship to neuroleptic drug treatment, abnormal movements, and positive symptoms », in *Journal of Neural Transmission*, 1989, vol. 75, n°1, pp.1-10.

spécifiques sur le comportement et la neurophysiologie animale, Henri Laborit a été le premier à remarquer des effets psychotropes spécifiques chez l'homme et l'a baptisé chlorpromazine, Delay et Pierre Deniker en ont déterminé l'usage actuel en psychiatrie. Malgré l'autorité de Delay et la reconnaissance croissante des effets de la chlorpromazine dans la clinique psychiatrique, il semble que, pendant plusieurs années, les médecins vont être réticents à l'idée de son développement en tant que médicament psychiatrique. C'est son usage en anesthésie qui va être encore longtemps considéré comme l'indication première de la molécule même si on lui reconnaît aussi une indication en tant qu'agent antiémétique ou antiprurigineux. Insistons aussi sur le fait que Jean Delay crée le terme de neuroleptique parce que, dit-il, « cette substance se saisit du système nerveux en le déprimant sélectivement, en abaissant le psychisme exalté. »[1] Delay et Deniker n'ont cessé d'expliquer que l'effet de la chlorpromazine était sédatif : la molécule diminue la préoccupation mentale, elle provoque de l'indifférence, elle suscite en fait une perte d'intérêt pour le sujet du délire. Plusieurs études sur les effets de la chlorpromazine semblaient montrer que son effet sur les délires et les hallucinations reste limité mais que les patients étaient moins troublés par ces pensées : « The authors of an early British study of chlorpomazine's effects in chronically psychotic long-term insitutionalised patients concluded that in non case was the content of the psychosis changed. The schizophrénic and paraphrenic patients continued to be subject to delusions ans hallucinations, though they were less troubled by them. » [2]

---

[1] THUILLIER (J.), *Les dix ans qui ont changé la folie, la dépression et l'angoisse*, Ramonville Saint-Agne : Éditions Erès, 2003, p.198

[2] ELKES (J.) et ELKES (C.), « Effecs of chlorpomazineon the behaviour of chronical overactive psychotic patients », in *British Medical Journal*, 1954, vol. II, pp. 560-565.

Rappelons aussi l'anecdote racontée par Paul Janssens pour expliquer les circonstances de la découverte de l'haldol ; celle-ci illustre en effet parfaitement l'empirisme de ces découvertes et l'effet de l'haldol. « Celui qui me donna l'idée était un copain qui s'intéressait au sport. Il avait remarqué que des coureurs cyclistes dopés à l'amphétamine avaient des comportements stéréotypés semblables à ceux de la schizophrénie paranoïde. A l'arrivée de la course, les cyclistes continuaient à courir. Interrogés sur leur comportement étrange, ils répétaient des phrases dénuées de signification. Mon raisonnement était fort simple : 'Puisque l'amphétamine à forte dose semble créer une sorte de schizophrénie paranoïde, essayons de trouver des antagonistes de l'amphétamine.' C'est ce que je fis. C'était assez facile. On testait les médicaments sur des souris. Les souris, c'était très bon marché. On synthétisait à ce moment-là des médicaments qui étaient fort actifs comme morphinomimétiques. Par pure coïncidence, en changeant les structures moléculaires de ces produits, nous eûmes la chance de trouver le premier antagoniste de l'amphétamine. Ces premiers antagonistes n'étaient pas très purs, ni très actifs. En modifiant encore un peu la structure, on synthétisa l'halopéridol. On s'arrêta là parce que j'avais le sentiment que cela aurait été fort difficile de trouver beaucoup mieux. »[1] Cette anecdote confirme à merveille que les neuroleptiques n'ont pas été découverts à partir des recherches expérimentales sur la dopamine ou d'autres neurotransmetteurs et que l'effet recherché de l'haldol est l'effet contraire d'un stimulant à savoir la sédation du patient. Les neuroleptiques provoquent une diminution de l'agitation et des préoccupations. Ils sont des tranquillisants. Pendant des années, les psychiatres anglais distinguaient les tranquillisants majeurs, soit les neuroleptiques, des

[1] Missa J-N., *Naissance de la psychiatrie biologique*, Paris, Presses Universitaires de France, 2006, p.227-228

tranquillisants mineurs, les benzodiazépines. C'est également cet effet sédatif qui explique que les neuroleptiques sont employés dans une série de problématiques autres que les psychoses : les troubles bipolaires, les états mélancoliques, les troubles anxieux sévères, les troubles graves de la personnalité, etc.

Les neuroleptiques ne sont donc pas spécifiques : leur action ne se produit pas sur une maladie précise. Elle ne parvient pas à éliminer l'entièreté des symptômes et elle ne garantit pas la guérison au sens médical d'un retour vers l'état précédant l'apparition des troubles. Contrairement à ce que tente de faire croire l'industrie pharmaceutique, les neuroleptiques ne sont pas des antipsychotiques, ne sont pas les antibiotiques de la psychose. Ils n'ont pas un effet direct sur les énoncés, sur les pensées mais permettent, comme le présentait Delay, d'abaisser le psychisme exalté et de laisser une place à d'autres pensées. Rien ne permet de les comparer à l'usage de l'insuline dans le diabète. Leur usage est symptomatique et s'apparente d'avantage à celui de l'aspirine comme le précise David Healy dans la sixième édition de *Psychiatric drugs explained:* « What of the evidence that these drugs work on the dopamine system? If the drugs are useful and work through the dopamine system, this can also be taken to indicate that whatever is wrong in schizophrenia cannot be wrong with the dopamine system. A good analogy would be with the use of aspirin in arthritis. Aspirin works on the prostaglandin system. The fact that aspirin is helpful (not curative) in arthritis indicates that despite whatever is wrong in this condition, there is nothing wrong with the prostaglandin system. In the case of the antipsychotics, this raises the question of what they do that is comparable to the anti-inflammatory effects of aspirin, and the answer, when discovered, was that they 'tranquilize'. »[1] Les neuroleptiques tranquillisent et leur indication ne se limite pas aux troubles psychotiques.

Même si, répétons-le, le recours aux psychotropes et aux neuroleptiques est souvent nécessaire, de plus en plus de psychiatres, surtout aux États-Unis, dénoncent leur usage systématique et de longue durée. Ils défendent les études montrant que lors des premières décompensations psychotiques, de nombreux patients sont traités avec des résultats positifs sans le recours aux neuroleptiques,[2] que les patients qui ne prennent des neuroleptiques que pendant une courte période ont un meilleur pronostic social et professionnel,[3] que les benzodiazépines et l'opium ont montré une efficacité équivalente aux neuroleptiques pour les états psychotiques,[4] enfin, qu'une longue prise de neuroleptiques endommage le cerveau.[5]

Une des difficultés majeures de la prescription des neuroleptiques est que cet effet sédatif recherché pour les états d'agitation peut très vite devenir un effet secondaire : le patient est inactif, apathique, désintéressé, n'a plus de spontanéité, plus d'activité émotionnelle, plus de motivation, ressent une sorte de vide émotionnel. Ces symptômes sont classiquement définis comme les symptômes négatifs de la psychose, or il n'est souvent pas possible de distinguer

---

[1] Healy D., Psychiatric Drugs Explained, Sixth Edition, Elsevier,2016, p.11.

[2] LEHTINEN (V.) et AUTRES, « Two-year outcome in first-episode psychosis treated according to an integratedmodel. Is immediate neuroleptisation always needed ? », in *European Psychiatry*, 2000, vol. 15, n°5, pp. 312-320.

[3] ROBINSON (D. G.) et AUTRES, « Symptomatic and functional recovery from a first episode of schizophrenia or schizoaffective disorder », in *American Journal Psychiatry*, 2004, vol. 161, n°3, pp. 473-479.

[4] WOLKOWITZ (O. M.) et PICKAR (D.), « Benzodiazepines in the treatment of schizophrenia : a review and reappraisal », in *American Journal Psychiatry*, 1991, vol. 148, n°6, pp. 714-726.

[5] BREGGIN (P. R.), *Toxic Psychiatry*, Londres : Fontana, 1993.

symptômes négatifs de la psychose et effets secondaires des neuroleptiques. La question est, dès lors, dans chaque situation, d'estimer si les effets positifs du médicament prévalent sur ses effets secondaires et de prendre en considération cette construction des discours telle que nous l'avons décrite. Est-ce que le médicament favorise ou non cette modification des discours ? Est-ce que, couplé à un suivi thérapeutique, le psychotrope soutient ce travail de bascule du discours ? Ou, au contraire, éteint-il toute prise de parole subjective qui permette une ronde des discours ? Il faut bien doser cet effet sédatif : s'il est insuffisant, la personne reste agitée, déstructurée et aucun discours un tant soit peu stabilisé n'est possible. Si l'effet sédation est excessif, la vitalité, la créativité de la personne est éteinte et il n'est plus question de discours et de changement de discours. Il n'est pas question de soutenir que le « patient doit prendre toute sa vie son neuroleptique comme le diabétique doit prendre de l'insuline » mais à chaque rencontre d'estimer l'effet d'un éventuel médicament sur la mobilité du discours. Cet usage du psychotrope comme soutien d'une psychothérapie est ce que Jacques **Schotte** a toujours prôné : « Pragmatiquement, la conduite thérapeutique ne peut être que psychothérapeutique et pharmacologique, non seulement conjointement et complémentairement, comme on le propose habituellement, mais d'une manière interdépendante, ce qui est toute autre chose. »[1] De même, Roland **Kuhn**, psychiatre suisse, élève de Binswanger et à l'origine de la découverte du premier antidépresseur, déclarait en 1990, dans *Psychopharmacologie et analyse existentielle :* « L'action des médicaments psycho-pharmacologiques met en branle les états psycho-

[1] ROELANDTS (A.) et SCHOTTE (J.), « De la psychiatrie biologique à l'anthropopsychiatrie », in *L'Information Psychiatrique*, n°6, juin 1999, pp. 625-633.

pathologiques. »[1] Il y comparait la motilité, la dynamique provoquée par les psychotropes et celle d'un processus psychothérapeutique de type psychanalytique. Remettre du mouvement dans la pensée serait l'objectif de la psychothérapie et de l'éventuel psychotrope.

Ateliers artistiques et autres

Nombreux sont les hôpitaux psychiatriques, les communautés thérapeutiques, les centres de jour ou les centres de santé mentale qui disposent d'atelier d'expression artistique par la peinture, la sculpture, la musique ou encore la danse. Cela suscite toujours de nombreuses questions qui ont déjà inspiré de multiples ouvrages. Quel est le statut du travail produit ? Est-ce de l'art ? Faut-il le considérer comme une production équivalente à un symptôme et pourrait-il dès lors contribuer au diagnostic ? Est-ce de l'occupationnel ou est-ce une activité thérapeutique en soi ? Est-ce un support pour des entretiens thérapeutiques ? Que faut-il faire du travail produit ? Faut-il l'exposer ? Peut-on le vendre ? Le patient doit-il signer de son nom ou employer un pseudonyme ?

Laissons de côté les débats sur la définition de l'art, de l'art brut, *outsider*, etc. Limitons-nous à souligner la contradiction inhérente au terme d'art-thérapie. Sans vouloir entrer dans les débats opposant différentes conceptions de l'art, nous pourrions défendre que l'art n'a aucune visée thérapeutique. L'art est sans doute le plus intéressant lorsque, à l'instar des propos délirants, il n'a pas de sens, pas de but, pas d'intention. « Mes tableaux sont sans objet ; mais comme tout objet, ils sont l'objet d'eux-mêmes. Ils n'ont par conséquent ni contenu, ni signification, ni sens ; ils sont comme les choses, les arbres, les animaux, les hommes ou

---

[1] KUHN (R.), *Ecrits sur l'analyse existentielle*, Paris : L'Harmattan, Psychanalyse et civilisations, 2007, p.196.

les jours qui, eux aussi n'ont ni raison d'être, ni fin, ni but. »[1] Des intentions thérapeutiques déclarées dans ce genre d'ateliers risqueraient de mener à un pousse-à-produire comparable au pousse-à-dire présent dans le souhait de voir les gens faire une thérapie ou « un travail sur eux-mêmes » … ce qui a souvent des effets désastreux.

Rejetons bien vite aussi les tendances séméiologiques de la psychiatrie classique qui ravalent les créations au niveau de symptômes ou les interprétations psychanalytiques qualifiant les productions de suppléances imaginaires ou symboliques. Soulignons en revanche que l'art s'est toujours intéressé à l'objet représenté mais aussi à sa représentation et notons ainsi une certaine similitude entre l'articulation énoncé / énonciation et celle représenté / représentation. Pour Marcel **Duchamp** et son urinoir, par exemple, l'objet de l'art n'est pas tant l'objet exposé en tant que tel que le choix de cet objet, la manière de le disposer (retourné par rapport à sa fonction première), le titre qu'il lui donne (« Fontaine »), la signature qu'il lui applique (« Mutt »). Au-delà de l'effet de provocation, c'est la construction de la pensée du créateur qui devient prépondérante. Ce n'est plus la beauté de l'objet ou son originalité qui définit le champ de l'art mais l'attitude du créateur, sa réflexion et son inscription dans l'histoire de la représentation. Toute l'histoire de l'art est ainsi d'ailleurs une succession d'évolutions et de questionnements sur le mode de représentation.[2]

Cela nous conduit plus directement à notre propos et aux effets de ces créations artistiques. A l'instar des propos

---

[1] RICHTER (G.), *Notes et entretiens réunis par Hans Ulrich Obrist*, traduction française par Catherine Métais Bürhendt, Dijon : Les Presses du réel, 1999/2012.

[2] Même cela est remis en question par certains artistes ou auteurs comme Jean Dubuffet, par exemple, qui va défendre que la création « authentique » ne cherche pas à se référer à d'autres, ne s'adresse à personne, ne s'inscrit dans aucune histoire ou succession.

délirants, il peut arriver que ces créations ne donnent l'impression de s'adresser à personne, d'avoir été créées sans intention de partage. Mais, comme pour toute parole, il s'agira pour le thérapeute d'accueillir cette production, et, dans ces cas, de reconnaître sa qualité de construction artistique : « C'est devenu esthétique car nous nous sommes penchés sur ces cas avec une 'intention esthétisante'. »[1] Éventuellement, on peut définir la création « art » et appeler son auteur « artiste » et essayer d'inscrire cette production dans un échange via la signature de l'œuvre, son exposition publique, une proposition de vente, etc. Cette production peut devenir une métaphore des idées étranges ou dites délirantes qui, du coup, changent d'énonciation.

L'idée délirante peut devenir poétique, la pensée obsessionnelle peut se transformer en dessin, les phobies en créations photographiques, etc. Jean Oury parle du passage d'un mode d'existence à un autre : « Par la technique esthétique, on passe de l'existence pratique à l'existence esthétique. »[2] L'expression esthétique permet ce changement, ce décalage qui modifie l'énonciation d'une pensée autrement pathologique. Mais pour cela il faut quelqu'un pour l'accueillir différemment : « La création produit des effets à condition d'être reconnue ; »[3] il est nécessaire que quelqu'un puisse prendre acte du processus de création.

L'apport de la psychanalyse à la psychiatrie

Tenir compte de la ronde des discours modifie radicalement l'approche des soins psychiatriques. Il n'est plus question de tenir une position médicale partant d'un

---

[1] OURY (J.), *Essai sur la création artistique. L'imaginaire esthétique comme facteur d'intégration biopsychologique,* Paris : Editions Hermann-Psychanalyse, 2008, p. 96.

[2] *Ibid.*, p. 57.

[3] MORON (P.), SUDRES (J.-L.) et ROUX (G.), *Créativité et art-thérapie en psychiatrie*, Paris : Masson, 2003, p.95.

diagnostic fondé sur le rassemblement de divers symptômes et aboutissant à un traitement censé corriger le défaut d'une supposée maladie.

La construction du discours fait l'impasse sur la question insoluble de la nosographie psychiatrique pour se focaliser sur la pensée du patient et son discours constitué d'énoncés et d'énonciation. Classiquement, les soins psychiatriques sont guidés par les énoncés du patient qui lui permettent d'exprimer sa souffrance et orientent le travail du soignant : ce dernier se base sur les dits du patient pour poser le diagnostic, proposer le programme thérapeutique et juger de l'évolution. Le propos n'est bien sûr pas de minorer l'importance de ces énoncés mais de rappeler la dimension d'énonciation de chaque discours. Cette énonciation souligne l'importance du contexte dont, entre autres, celle de l'allocutaire du discours. Les énoncés sont influencés par celui ou celle à qui on les adresse. Ils seront différents s'ils sont adressés à ses proches, au médecin ou à l'assistante sociale, à un homme ou à une femme, par exemple.

Ainsi que nous l'avons décrit, tenir compte de l'énonciation permet également une autre conception des phénomènes pathologiques. Il n'est plus question de se limiter à distinguer différentes maladies mentales en fonction des énoncés : des propos exprimant tristesse, désespoir et idées suicidaires marqueraient un état dépressif ou mélancolique tandis que des énoncés incohérents ou ne correspondant pas à une réalité considérée comme commune témoigneraient d'une psychose ou d'une schizophrénie. L'énonciation permet également de tenir compte de la mobilité du discours et de penser l'offre de soins à partir des opportunités de changement de discours.

L'apport de la psychanalyse à la psychiatrie n'est ainsi pas d'offrir une nosographie alternative (les structures que seraient la psychose, la névrose et la perversion) mais de rappeler que tout langage est composé de propos illogiques et incohérents, que la pensée humaine est discursive et non pas cognitive et que les discours ne se limitent pas à des énoncés.

En conclusion : le mouvement de la pensée

Les positions psychiatriques, psychanalytiques et phénoménologiques classiques diffèrent par leurs modèles nosographiques, leurs explications causales et leurs approches psychopathologiques des phénomènes psychiatriques mais elles se rejoignent globalement dans leurs définitions du délire comme symptôme central de la schizophrénie ou de la psychose. Ce délire y est défini à partir d'une réalité et d'une vérité qui seraient évidentes et communes. Le défaut de cette perspective réside dans l'impossibilité de définir la réalité et la vérité. Cette impasse est commune à toutes ces approches. Aucune, en outre, ne propose une définition univoque du délire. Rien ne permet de distinguer clairement une pensée dite délirante d'une superstition, d'une croyance purement individuelle, d'une pensée obsessionnelle. Le paradoxe du délire est que l'absence de définition rigoureuse n'empêche pas un repérage clinique. Fonder sa clinique sur un élément qu'on est incapable de définir pose néanmoins problème.

La remise en question du concept de délire en entraîne obligatoirement une autre : rien ne nous oblige à différencier radicalement la grande folie - qu'elle se nomme, une fois médicalisée, manie, démence précoce, schizophrénie ou psychose - des petites folies, bizarreries de la pensée, qui font partie du quotidien de tout un chacun. Si le délire est une pensée apparentée aux autres, la séparation nette entre schizophrénie / psychose et normalité / névrose s'effondre et rien ne nous empêche de choisir un autre point de vue : la psychose, la schizophrénie n'existent pas en tant que telles, ce sont d'abord et avant tout une affaire de pensée et, donc, de discours. On peut considérer le délire comme un symptôme d'une maladie mentale ou d'une structure psychotique, comme une erreur de croyance, comme un acte de parole vide, c'est un choix, mais on peut aussi le considérer d'abord comme une pensée, certes fantaisiste, et comme un discours, certes parfois étrange, mais avec les caractéristiques d'un discours. Rien n'interdit donc de faire le choix d'inscrire les phénomènes de la folie dans le champ du sujet et de la pensée et de considérer que ladite folie / psychose n'est pas structurellement différente de la névrose commune à chacun. Il ne s'agit là aucunement d'une position antipsychiatrique : il n'est pas question de nier la réalité des phénomènes psychiatriques mais bien de choisir un point de vue pour les aborder.

Ce choix n'est pas sans répercussions cliniques. Considérer la personne en face de soi comme radicalement différente, de par sa maladie mentale ou sa structure psychotique, ou la considérer comme un sujet qualitativement pareil à soi mais dont le discours est perturbé : voilà le dilemme. Ces deux positions déterminent bien sûr une approche clinique et de soins différente. La première position clinique imposera une technique de soins, des procédures dictées par le diagnostic et exécutées avec plus ou moins d'humanité. La seconde impliquera le désir du soignant et le souci de dépasser les diagnostics et explications de causalité pour s'intéresser prioritairement au discours du patient, à son énoncé mais aussi à son énonciation.

Ce choix de point de vue clinique est également un choix épistémologique : le délire n'est symptôme que si l'on considère qu'il existe une réalité à laquelle la pensée doit s'ajuster. Par contre, si la réalité propre à l'être humain n'existe pas indépendamment de la pensée et du sujet, il n'y a pas de réalité commune, objective ; la réalité est toujours subjectivée. La pensée ne doit dès lors plus s'ajuster à une réalité et à une vérité qui existeraient en dehors d'elle puisque la pensée est ce qui constitue la réalité. Dans le champ des sciences humaines, il n'y a pas en soi d'objectivité, il n'y a pas d'indépendance de l'observation par rapport à l'observé. Il y a juste une pensée[1] qui se fait des idées sur une autre pensée. Ce point de vue est celui que j'avais déjà défendu dans mon ouvrage précédent.

Quel système pour quelle psychiatrie ?

Quel système pour quelle psychiatrie ? se voulait une réflexion épistémologique sur les concepts déterminants dans le champ psychiatrique : celui de la classification des phénomènes psychiatriques, celui de la causalité de ces phénomènes et celui de la responsabilité du patient dans ce qui lui arrive. Notre intention était de différencier les épistémologies sous-jacentes aux différents modèles théoriques rencontrés dans le champ de la santé mentale (naturalisme ou neuroplasticité des neurosciences, thérapies familiales, cognitivo-comportementalisme, psychanalyse, etc.).

Nous voulions y montrer les impasses, cliniques et éthiques, des conceptions dogmatiques, qu'elles soient naturalistes ou déterminées par les événements de vie, et à partir de là défendre que classification, causalité, responsabilité, soins doivent être pensés à partir de l'acte même de penser. Une pathologie n'existe pas en tant que telle : il s'agit toujours d'un diagnostic, d'un processus de construction, d'un acte de connaissance et de classification de la part du soignant. En outre, cet acte n'a de sens qu'à l'intérieur du soin lors d'une rencontre avec le patient et à partir d'une réflexion sur la pensée, la définition, la classification. On pourrait objecter qu'il s'agit là de la conception constructiviste classique qui s'oppose à un certain naturalisme. Mais, à partir de la différenciation de

[1] … ou plusieurs pensées dans le cas d'un travail pluridisciplinaire. Un travail en équipe ne permet pas de mieux « objectiver « une situation mais de la « plurisubjectiver ».

Jules Vuillemin[1] entre scepticisme et intuitionnisme, il nous semblait possible d'éviter le relativisme général qui peut découler du constructivisme : « moi, je pense cela, et toi ceci, nous avons tous les deux raisons puisque de toute façon la Vérité n'existe pas. » L'intuitionnisme s'en distingue par la construction d'une méthode rigoureuse qui prend en considération la subjectivité, la pensée du constructeur. C'est ce que fait Lacan avec ses mathèmes et sa topologie mais c'est aussi la visée de Jacques Schotte telle que je l'ai décrite dans mon premier ouvrage.

L'anthropopsychiatrie de Jacques Schotte

Le combat de Schotte était avant tout épistémologique. Il voulait fonder épistémologiquement la psychiatrie et refusait ce bric-à-brac médico-psycho-social. Il ne voulait ni du naturalisme (les espèces morbides héritées de la botanique de Sydenham et Linné) ni du scepticisme du DSM. La classification des pathologies psychiatriques était capitale pour son projet (« C'est la nosographie qui constitue la trame de mon anthropopsychiatrie ») [2] . La définition et la classification sont un exercice inévitable - on ne peut pas penser sans définir et on ne peut pas définir sans classifier - mais aussi impossible puisque la folie et le délire n'ont pas de fondement dans la sensibilité et dès lors échappent à toute définition. Il n'est pas possible de se les représenter. C'est pour cette raison qu'il s'agit de quitter le domaine de la seule représentation (*Vorstellung*) pour celui de la présentification (*Darstellung*), laquelle met toujours en mouvement. Le diagnostic n'est pas une représentation des pathologies – puisqu'elles y échappent –, mais une présentification, une

[1] VUILLEMIN (J.), *Nécessité ou contingence. L'aporie de Diodore et les systèmes philosophiques*, Paris : Les Éditions de Minuit, 1984 et ID., *What are philosophical systems ?*, Cambridge : Cambridge University Press, 1986.

[2] SCHOTTE (J.), *Un parcours, rencontrer, relier, dialoguer, partager*, France : Editions le Pli, 2006, p. 126.

analyse du phénomène dans le contexte ici présent. Dès lors, les définitions ne se figent pas et elles sont en permanence portées par le mouvement de la pensée.

C'est ce qu'a tenté de faire Jacques Schotte en fondant son anthropopsychiatrie sur le concept de pulsion tel que pensé par Freud et repris par Szondi dans ses vecteurs pulsionnels. Nous n'allons pas reprendre ici tous les développements de l'œuvre de Schotte mais simplement rappeler qu'à l'instar des discours lacaniens, il s'agissait pour Schotte, dans son circuit reprenant seize pulsions humaines, de défendre l'idée que l'être humain en bonne santé mentale glisse d'une pulsion à une autre en fonction des aléas de son existence alors que les pathologies consisteraient en une fixation ou une régression sur l'une ou l'autre pulsion.[1] Le

---

[1] On retrouve d'autres similitudes entre Schotte et Lacan. Schotte, reprenant ainsi une des triades d'August Deese, distinguait trois façons de parler structurellement différentes : dire (Sagen), discourir (Reden) et parler (Sprechen). Ce sont trois termes apparentés mais qui décrivent trois styles de parole fondamentalement différents. **Dire (Sagen)** a pour intentionnalité profonde de s'épuiser dans la chose à dire. Ce sont les dits, les choses à dire : « Interdit de marcher sur la pelouse », par exemple. Ce sont des ordres ou des insultes : « mort aux Juifs », « ça pue », « fils de pute ». Il n'y a pas d'allocuteurs précis, pas de discours. Ce sont les dits qu'on retrouve souvent dans les hallucinations verbales. Tandis que le **discours (Reden)** (lors d'une fête ou un discours politique) vise un certain effet. On cherche à influencer son auditoire, à le séduire, à lui plaire. L'intention est de se poser comme sujet discourant en face des auditeurs qui deviennent des objets à séduire, à manipuler, à convaincre. Si le dire (Sagen) vise la chose, le discours vise le rapport intersubjectif. Le troisième terme, **parler (Sprechen)**, est une combinaison du dire et du discours : il y a à la fois des choses à dire et il y a eu installation d'un rapport intersubjectif entre auditeurs et parlant qui doit permettre l'expérience d'une rencontre et une transformation des auditeurs. Si le Sagen se limite aux énoncés, et si le Reden souligne surtout l'énonciation, le Sprechen serait la juste articulation des deux. La problématique de la névrose, de l'hystérie se situerait dès lors d'avantage au niveau du Reden soulignant ainsi l'aspect intersubjectif

travail du soignant ou thérapeute consiste dans cette relance pulsionnelle.

Le problème de Schotte est que la pulsion freudienne est un mythe. La pulsion est le mythe de la métapsychologie freudienne dont la notion d'énergie est le concept général. Certes, la pulsion permet à Freud et Schotte d'éviter toute une série de dualismes, entre autres celui du corps et de l'esprit puisque la pulsion est à la fois somatique et psychique ; elle est par ailleurs individuelle et toujours en interaction avec l'environnement, elle est consciente et inconsciente et se différencie totalement de l'instinct. La pulsion est une métaphore de phénomène psychique qui place un paradigme physique, l'énergie, au centre de toute explication. Mais la pulsion et l'énergie psychique restent des mythes dont on ne peut rien dire ; ils ne sont pas visibles, pas mathématisables. Les mathèmes lacaniens et la topologie de Lacan sont d'un autre ordre.

La méthode des mathèmes lacaniens

Le concept des pulsions reste une notion qui revendique son appartenance au champ du réalisme : l'énergie de la pulsion existerait à l'instar de l'énergie en physique. Ce qui intéresse Lacan dans les mathématiques et la formalisation algébrique des mathèmes est le contraire : c'est une science rigoureuse mais qui ne se fonde ni sur la réalité / vérité, ni sur la signification. Les mathématiques, comme la

---

de la question névrotique, tandis que les troubles de l'humeur ou les troubles psychotiques seraient plutôt de l'ordre du Sagen d'où l'intérêt, pour Schotte, de soutenir parfois ces paroles par des psychotropes pour les faire entrer dans le processus psychothérapeutique. Il s'agirait d'amener le psychotique délirant du dire (Sagen) vers la parole ou, pour utiliser ceux de Lacan, de le faire entrer et tourner dans les discours. Pour éviter toute confusion, il est sans doute nécessaire de préciser que le dire (Sagen) de Deese correspond aux énoncés ou dits de Lacan, le discours (Reden) au dire de l'énonciation et la parole (Sprechen) au discours de Lacan.

psychanalyse que Lacan veut défendre, refusent de se baser sur la réalité, sur la vérité. Les mathématiques instituent leur déduction à partir d'un semblant posé comme hypothèse. Mathématiques et psychanalyse ont ceci de commun qu'elles assoient leur pratique non sur le fondement d'un rapport des significations mais sur l'absence d'un rapport de signification. La création en mathématiques peut, arbitrairement, sortir du cadre du réalisme. [1] Les mathématiques peuvent poser un dit indépendamment de la réalité et le construire de manière intuitionniste. Cette méthode mathématique permet à Lacan de concevoir des constructions - la bande Moebius ou la bouteille de Klein, par exemple - qui, même si elles ne sont pas des tentatives de représenter l'appareil psychique (ce ne sont pas des modèles mais des constructions), remettent en question l'espace, effacent toute séparation entre l'intérieur et l'extérieur, entre un intra-psychique et un extra-psychique mais aussi entre un caché et un montré, entre un conscient et un inconscient. Contrairement à la logique classique sur laquelle se fonde le réalisme, la topologie est fondée sur le refus du tiers-exclu (entre intérieur et extérieur, entre différenciation et identification, etc.) propre à l'intuitionnisme. La logique modifiée par la topologie conserve ainsi une rigueur d'écriture propre aux modèles

---

[1] « Un nombre négatif multiplié par lui-même donne toujours un nombre positif, dès lors le concept de 'racine carrée d'un nombre négatif' n'a pas de sens. Mais partant de ce non-sens, le discours mathématique peut créer un nouveau type de nombre qui soit racine carrée d'un nombre négatif : les nombres imaginaires (ix) ou les nombres complexes (y+ix). On voit que le dit de ces nouveaux nombres ne provient pas d'aucune réalité puisqu'il n'y a pas de racine carrée d'un nombre négatif. Ce dit ne dépend que du dire mathématique nouveau qui a posé arbitrairement qu'un nombre négatif pouvait avoir une racine carrée. » (FIERENS [C.], *Le discours psychanalytique. Une deuxième lecture de l'Étourdit de Lacan*, cit., p. 59.)

mathématiques mais rend compte des paradoxes et évite une série de dichotomies (intérieur / extérieur, caché / visible).

La ronde des quatre discours est ce genre de formalisation et correspond aux constructions intuitionnistes telles que décrites dans *Quel système pour quelle psychiatrie ?* [1] Ces discours sont une construction permettant de rendre compte des éléments fondamentaux de notre travail : la question de la pensée, du langage, de l'énoncé et de l'énonciation de la parole, la question du désir, celle du sujet.[2] Nous avons montré l'intérêt de cette construction des mathèmes des discours : elle évite une série de dichotomies (pensée intérieure / parole, voix intérieure / voix extérieure, psychologie individuelle / psychologie collective) et elle propose une solution à la question de l'articulation entre sujet et pensée : penser et être ne sont plus une seule et même chose ; les discours permettent de concevoir que des moments de consistance stable de l'identité coexistent avec des pensées labiles et négatrices de toute stabilité.

Ces mathèmes nous ont été utiles dans notre souci de modifier la manière d'aborder les délires dans les soins psychiatriques : ils ont déplacé la question des énoncés bizarres et étranges vers celle de l'énonciation, de la place

---

[1] « C'est la constructibilité qui donne sa validité à l'intuitionnisme. La vérité ne sera plus définie indépendamment de la subjectivité. Sa valeur ne dépendra plus de la correspondance entre l'énoncé et un état des choses mais bien de l'adéquation entre ce que le sujet dit et ce qu'il fait, entre l'énoncé et l'action propre à la méthode de connaissance. Il n'existe pas de réalité en soi, de vérité en soi. Déterminer la réalité et la vérité n'est possible qu'à l'intérieur d'un acte de connaissance, d'une méthode de connaissance. » (FEYS [J.-L.], *Quel système pour quelle psychiatrie ?*, cit., p.101.)

[2] Les différentes articulations de S1, S2, a et $\$$ permettent de rendre compte de tout cela. Chacun de ces quatre éléments n'existe que dans son articulation avec les autres et aucun n'a de consistance s'il n'est plus en lien avec les autres. Le S1 et S2 ne sont en rien un objet de la linguistique, le $\$$ n'est pas l'objet de la psychologique et le a n'est l'objet d'aucune science.

que ces pensées prennent dans l'existence de la personne. Ils permettent aussi de déplacer la question des croyances et propos tenus par le soignant vers celle de la position qu'il occupe, de son désir ou non de construire une relation transférentielle.

Le délire comme discours

Le délire est une notion centrale dans la conception de la folie que celle-ci soit qualifiée de « psychose », de « schizophrénie » ou d'un autre terme. Nous avons vu que le délire se définit classiquement par rapport à la réalité ou la vérité et cette approche est valable dans l'ensemble du champ de la santé mentale que ce soit la psychiatrie classique, celle dite de réhabilitation, la psychiatrie neurocognitive, la psychologie cognitive, la psychanalyse ou la psychiatrie phénoménologique. Ce n'est pas la définition du délire qui différencie ces courants de pensée même s'ils se distinguent par leur approche du phénomène.

Cette définition est récusable : caractériser le délire à partir de la réalité s'avère impossible, la réalité et la vérité étant elles-mêmes des concepts subjectifs qui échappent à toute définition. Dès qu'on sort de cette logique du réalisme et de la vérité, le contenu des idées dites délirantes ne varie en rien des autres idées et une réflexion plus générale sur la pensée démontre que très souvent la pensée est composée de logique et d'éléments illogiques, de cohérence et d'incohérence.

N'étant plus capable de distinguer un délire d'autres pensées (superstitions, rêve, etc.), notre analyse a abouti à montrer que les repères cliniques du délire ou de la pathologie ne sont pas tant dans un énoncé ne correspondant pas à une réalité mais plutôt dans l'énonciation. Ce n'est plus tant le contenu qui permet de définir la pathologie de la pensée mais bien la place que cette pensée prend et la manière dont elle s'exprime dans le discours. Toute pensée doit trouver son équilibre entre ordre et désordre, se confronter aux discours des autres pour garder ou réacquérir sa souplesse, sa mobilité et éviter qu'elle ne soit envahissante. Cela est valable pour toutes les idées (délirantes, obsessionnelles, mélancoliques, etc.). Il ne s'agit plus dès lors de se limiter à les qualifier et de les distinguer en fonction des énoncés (délire paranoïaque, délire mégalomaniaque, délire érotomaniaque, pensées obsessionnelles, etc.) mais de tenir une position permettant que ces pensées s'inscrivent dans un mouvement. Il y a pathologie si ces pensées sont figées ; leur aspect morbide peut s'atténuer ou disparaitre si elles sont remises en mouvement.

Ceci n'est pas sans conséquences sur l'organisation des soins en santé mentale : quel que soit le lieu de ces soins (hospitalier, ambulatoire ou au domicile), il s'agira de privilégier les moments de discours pour le patient et de ne pas se cantonner à un discours médical limité à la prescription de psychotropes et à des recommandations ou à la psychoéducation. Rendre aux patients une mobilité de discours doit être l'objectif de tous les soins que ce soit les entretiens cliniques, les suivis psychothérapeutiques, la prescription de psychotropes, la création d'ateliers ou d'autres activités à visée thérapeutique.

Table des matières

Structures éditoriales du groupe L'Harmattan

L'Harmattan Italie
Via degli Artisti, 15
10124 Torino
harmattan.italia@gmail.com

L'Harmattan Hongrie
Kossuth l. u. 14-16.
1053 Budapest
harmattan@harmattan.hu

L'Harmattan Sénégal
10 VDN en face Mermoz
BP 45034 Dakar-Fann
senharmattan@gmail.com

L'Harmattan Cameroun
TSINGA/FECAFOOT
BP 11486 Yaoundé
inkoukam@gmail.com

L'Harmattan Burkina Faso
Achille Somé – tengnule@hotmail.fr

L'Harmattan Guinée
Almamya, rue KA 028 OKB Agency
BP 3470 Conakry
harmattanguinee@yahoo.fr

L'Harmattan RDC
185, avenue Nyangwe
Commune de Lingwala – Kinshasa
matangilamusadila@yahoo.fr

L'Harmattan Congo
67, boulevard Denis-Sassou-N'Guesso
BP 2874 Brazzaville
harmattan.congo@yahoo.fr

L'Harmattan Mali
Sirakoro-Meguetana V31
Bamako
syllaka@yahoo.fr

L'Harmattan Togo
Djidjole – Lomé
Maison Amela
face EPP BATOME
ddamela@aol.com

L'Harmattan Côte d'Ivoire
Résidence Karl – Cité des Arts
Abidjan-Cocody
03 BP 1588 Abidjan
espace_harmattan.ci@hotmail.fr

L'Harmattan Algérie
22, rue Moulay-Mohamed
31000 Oran
info2@harmattan-algerie.com

L'Harmattan Maroc
5, rue Ferrane-Kouicha, Talaâ-Elkbira
Chrableyine, Fès-Médine
30000 Fès
harmattan.maroc@gmail.com

Nos librairies en France

Librairie internationale
16, rue des Écoles – 75005 Paris
librairie.internationale@harmattan.fr
01 40 46 79 11
www.librairieharmattan.com

Librairie l'Espace Harmattan
21 bis, rue des Écoles – 75005 Paris
librairie.espace@harmattan.fr
01 43 29 49 42

Lib. sciences humaines & histoire
21, rue des Écoles – 75005 Paris
librairie.sh@harmattan.fr
01 46 34 13 71
www.librairieharmattansh.com

Lib. Méditerranée & Moyen-Orient
7, rue des Carmes – 75005 Paris
librairie.mediterranee@harmattan.fr
01 43 29 71 15

Librairie Le Lucernaire
53, rue Notre-Dame-des-Champs – 75006 Paris
librairie@lucernaire.fr
01 42 22 67 13

www.ingramcontent.com/pod-product-compliance
Lightning Source LLC
LaVergne TN
LVHW010936051026
849532LV00003B/998